Gesellschaft für Rehabilitation
bei Verdauungs- und Stoffwechselkrankheiten e.V. (GRVS)

Diabetes-Lesebuch
Wissenswertes für den Alltag mit Diabetes

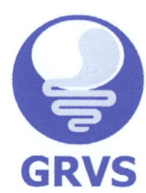

Autoren:
Dr. Rainer Langsch, Dr. Gundula Ernst

unter Mitwirkung von:
Dr. Peter Hübner
Dr. Ruth Günther
Annette Jacobi
Elvira Kersting
Rainer Krause
Ute Müldner
Helga Neuber
Thomas Reinartz
Thomas Tuschhoff
Christina Urbaniak
Udo Wicharz

Fotos:
Helga Neuber
Pixabay

Klinik Niederrhein
Hochstraße 13-19
53474 Bad Neuenahr-Ahrweiler
E-Mail: medizin@klinik-niederrhein.de
Internet: www.klinik-niederrhein.de

*Gesellschaft für Rehabilitation bei Verdauungs-
und Stoffwechselkrankheiten e.V. (GRVS) (Hrsg.)*

Diabetes-Lesebuch

Wissenswertes
für den Alltag mit Diabetes

2. aktualisierte und neu bearbeitete Auflage

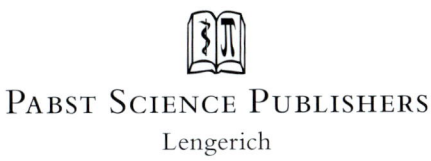

PABST SCIENCE PUBLISHERS
Lengerich

Bibliografische Information der Deutschen Bibliothek
Die Deutsche Bibliothek verzeichnet diese Publikation in der Deutschen Nationalbibliografie; detaillierte bibliografische Daten sind im Internet über <http://dnb.ddb.de> abrufbar.

© 2018 PABST SCIENCE PUBLISHERS · D-49525 Lengerich
www.pabst-publishers.de
pabst@pabst-publishers.de

Print: ISBN 978-3-95853-417-9
eBook: ISBN 978-3-95853-418-6 (www.ciando.com)

Formatierung: Bernhard Mündel
Druck: Bariet Ten Brink · Meppel

Geleitwort der GRVS

„Es ist nicht genug zu wissen, man muss auch anwenden; es ist nicht genug zu wollen, man muss auch tun", sagte schon der große deutsche Dichter Johann Wolfgang von Goethe (1749–1832). Goethe hat zweifellos Recht. Mit Wissen allein ist es nicht getan. Doch Wissen ist eine notwendige Voraussetzung, wenn wir das Richtige tun wollen. Die Gesellschaft für Rehabilitation bei Verdauungs- und Stoffwechselkrankheiten e.V. (GRVS) hat sich als wissenschaftliche Fachgesellschaft zur Aufgabe gemacht, Menschen, die von chronischen Krankheiten betroffen sind, auf verständliche Weise aktuelles Fachwissen über ihre Erkrankung zu vermitteln. Zu diesem Zweck gibt sie eine Schriftenreihe heraus und stellt Patienteninformationen auf ihrer Internetseite www.grvs.de zur Verfügung.

Der vorliegende Band 2 der GRVS-Schriftenreihe mit dem Titel „Diabetes-Lesebuch" wendet sich an Menschen, die an einem Diabetes mellitus erkrankt sind. Ihnen soll dieser Band helfen, selbstfürsorglich mit sich umzugehen und ihre Krankheit gut und weitgehend selbstständig zu behandeln. Das Buch will helfen, wichtige Ziele zu erreichen: Den Betroffenen soll es gelingen, schwerwiegende Folgekrankheiten des Diabetes hinauszuzögern oder ganz zu vermeiden, und sie sollen sich trotz ihrer chronischen Krankheit eine möglichst hohe Lebensqualität bewahren.

Die GRVS ist eine interdisziplinäre Fachgesellschaft, in der unterschiedliche Berufsgruppen zum Wohl der Patienten zusammenarbeiten. Das Buch beleuchtet daher die Krankheit nicht allein aus der medizinischen Perspektive, sondern es behandelt auch die wichtigen sozialen und psychologischen Aspekte des Diabetes. Es wurde von Fachleuten verfasst, die langjährige Erfahrungen in der Rehabilitation von Menschen mit Diabetes haben. Die beiden Herausgeber Dr. Peter Hübner und Dr. Gundula Ernst haben sich auch wissenschaftlich mit Fragen der Rehabilitation von Patienten mit Diabetes beschäftigt. Ohne deren großes Engagement wäre das Werk nicht entstanden und ihnen sei in erster Linie gedankt.

Danke sagt die GRVS auch allen anderen Autoren für ihre Beiträge und vielen namentlich nicht genannten Patienten, die mit ihren Erfahrungen zum Diabetes-Lesebuch beigetragen haben. Zu guter Letzt dankt die GRVS dem Verlag Pabst Science Publishers für die gute Zusammenarbeit bei der Herausgabe des Bandes.

Geleitwort

Liebe Patientin, lieber Patient,

Sie ahnen es oder Sie wissen es: Leben mit Diabetes ist nicht immer einfach. Menschen mit Diabetes müssen im Alltag vieles berücksichtigen, auf manches verzichten und machen sich oft Gedanken um Gesundheit, Zukunft und Lebensqualität.

Dieses Buch ist entstanden als Hilfestellung für Patienten, die sich zu einer Rehabilitationsbehandlung wegen ihres Diabetes mellitus in der Klinik Niederrhein in Bad Neuenahr aufhalten. Es nimmt zahlreiche Erfahrungen und Anregungen aus dem Kreise unserer Patienten auf, von denen wir als Behandlungsteam viel lernen. Wertvolle Beiträge in diesem Buch basieren auf einem gemeinsamen Diabetes-Forschungsprojekt mit der Medizinischen Hochschule Hannover.

Wir möchten Ihnen Unterstützung anbieten, damit Sie ein gutes Leben mit Diabetes führen können. Wir wollen Ihnen unter anderem Informationen geben zu den zeitgemäßen Möglichkeiten der medikamentösen Behandlung, zu einer gesunden und schmackhaften Ernährung, zu sinnvollen Vorsorgemaßnahmen und zu vielen anderen Themen, die für das Leben mit der Erkrankung von Bedeutung sind. Wir wollen es Ihnen damit ermöglichen, Ihren ganz persönlichen Weg im Umgang mit dem Diabetes und zu seiner erfolgreichen Behandlung zu finden.

In der vorliegenden aktualisierten und erweiterten zweiten Auflage, die Mitarbeiter der Klinik Niederrhein und der Medizinischen
Hochschule Hannover gemeinsam verfasst haben, können Sie die Inhalte unserer Diabetes-Schulung nachlesen und vertiefen. Trotz aller
Sorgfalt bei der Erstellung der Texte können sich Unrichtigkeiten
eingeschlichen haben. Deshalb sind wir für Verbesserungsvorschläge
und Kommentare dankbar.

Wir wünschen Ihnen viel Erfolg bei der Behandlung Ihres Diabetes.

Für das Diabetes-Team der Klinik Niederrhein
Dr. Rainer Langsch
Ltd. Abteilungsarzt

Inhaltsverzeichnis

Einleitung

Der Diabetes mellitus ist eine chronische Stoffwechselstörung, bei der die kompetente Selbstbehandlung durch den Betroffenen[1] eine entscheidende Rolle beim Gelingen der Therapie spielt. Unabdingbare Voraussetzung dafür ist die Schulung der erkrankten Menschen. In ihr werden Informationen zur Entstehung der Krankheit vermittelt. Vor allem aber erfahren die Patienten, welche Notwendigkeiten und Möglichkeiten in der Behandlung bestehen. In vielen Situationen kann der Betroffene verschiedene Wege beschreiten, um sein Behandlungsziel zu erreichen. Er hat die Chance, die unterschiedlichen Möglichkeiten auszuprobieren. Nur so bekommt er ein Gefühl dafür, was bei ihm funktioniert. Aus Fehlern oder misslungenen Versuchen kann man viel lernen, deshalb sind sie zum Teil unvermeidlich und in jedem Fall hilfreich.

Für einen Menschen mit Diabetes ist es sehr wichtig, im Laufe der Zeit ein Gefühl dafür zu bekommen, welche Entscheidungen zur Behandlung (über Insulindosis, Essensmengen, Verhalten bei körperlicher Aktivität usw.) die richtigen sind. Dabei sollte man sich stets auf bereits gemachte gute Erfahrungen verlassen. Das Vertrauen auf positive Erfahrungen ist ein guter Kompass für richtige Entscheidungen.

Andererseits ist es auch wichtig, Zugang zu kompetenter fachlicher Beratung zu haben. Diese erfolgt in der Regel durch medizinisches

---

[1] Aus Gründen der Lesbarkeit haben wir auf geschlechtsneutrale Formulierungen verzichtet. Es sind jedoch stets beide Geschlechter gemeint.

Fachpersonal (z.B. Ärzte, Diabetesberater, Ernährungsberater). Dadurch erhält man Rückmeldungen zum Verlauf und Erfolg der Behandlung und Anregungen zu eventuell notwendigen Korrekturen. Außerdem kann man vom Fachpersonal Unterstützung bei dem nicht immer einfachen Versuch erhalten, seinen Lebensstil auf die Erfordernisse des Diabetes anzupassen.

Zur guten Behandlung einer chronischen Erkrankung ist außerdem eine regelmäßige Kontrolle wichtiger Befunde erforderlich. Es ist erwiesen, dass Patienten, die die Kontrolluntersuchungen regelmäßig durchführen lassen, auf Dauer deutlich bessere Behandlungsergebnisse erzielen als Patienten, die selten zu Untersuchungen gehen.

1.
Medizinische Informationen

Was ist Diabetes?

Diabetes mellitus (Zuckerkrankheit) ist eine Sammelbezeichnung für sehr unterschiedliche Störungen des Zucker-Stoffwechsels. Ihnen gemeinsam sind erhöhte Blutzuckerwerte, d.h. es ist zu viel Zucker im Blut. Bei sehr hohen (oder auch niedrigen) Blutzuckerwerten sind das Befinden und die Leistungsfähigkeit oft stark beeinträchtigt. Mit der Zeit können Folgeerkrankungen an verschiedenen Organen wie Augen, Nieren, Nerven, Herz, Gehirn entstehen. Beim Diabetes mellitus spielen das Hormon Insulin sowie Ernährung und Bewegung wichtige Rollen.

> **Bei Menschen mit einem Diabetes mellitus ist der Blutzucker chronisch erhöht. Auf Dauer können die erhöhten Werte zu Folgeerkrankungen an verschiedenen Organen führen. Aber auch akute Entgleisungen der Blutzuckerwerte können bedrohlich sein.**

Wie hängen Blutzucker und Insulin zusammen?

Wenn wir etwas essen, wird die aufgenommene Nahrung im Magen und Darm aufgespalten und in ihre verschiedenen Bestandteile zerlegt. So werden Einfachzucker (Glucose, Fructose, Galaktose) gewonnen. Der Zucker gelangt vom Darm in die Blutgefäße und wird mit dem Blut zu den Organen und Muskeln transportiert. Er wird von den Zellen des Körpers als Energielieferant benötigt (z.B. für Atmung, Muskelarbeit, Denken). Damit der Zucker in die Zelle gelangen und dort genutzt werden kann, brauchen wir den Botenstoff Insulin, der in speziellen Zellen der Bauchspeicheldrüse (Pankreas) gebildet wird. Insulin wirkt wie ein Schlüssel, der die Zelle für den Zucker öffnet. Erst mit Hilfe des Hormons Insulins steht der Zucker den Zellen zur Energiegewinnung zur Verfügung. Wenn kein Insulin vorhanden ist oder das vorhandene Insulin nicht gut wirkt (Insulinresistenz), kann der Zucker nicht in die Zellen gelangen und bleibt in den Blutgefäßen. Der Blutzuckerspiegel steigt und zugleich hat der Mensch in seinen Zellen zu wenig Energie. Der Vergleich mit einem Auto verdeutlicht das Prinzip: Die Energie für die Fortbewegung eines Autos wird aus dem Benzin gewonnen. Der Treibstoff muss mit Hilfe der Benzinpumpe (= Insulin) aus dem Tank über Leitungen (= Blutgefäße) in den Motor gelangen, um dort verbrannt zu werden. Funktioniert die Benzinpumpe nicht richtig, kann das Auto nicht oder nur eingeschränkt fahren.

Wie Benzin im Automotor wird Zucker im menschlichen Körper verbrannt, vor allem im Gehirn und in den Muskeln. Zucker, der nicht sofort zur Energiegewinnung benötigt wird, wird von der Leber in Speicherzucker (Glykogen) oder Fett umgewandelt und gespeichert. Steht kein Zucker zur Verfügung (z.B. in den Morgenstunden, beim Sport oder in Fastenzeiten), gewinnt der Körper die notwendige Energie aus diesen Reserven.

> **Insulin wird zur Energiegewinnung benötigt. Es schleust den Zucker in die Zellen. Fehlt Insulin, kommt es zu einer Blutzuckererhöhung. Sehr stark erhöhte Blutzuckerwerte können zu einer gefährlichen Stoffwechselentgleisung „nach oben" führen.**

Wie wird Diabetes diagnostiziert?

Die Diagnose Diabetes wird gestellt, wenn
- zweimal ein Nüchternblutzuckerwert von mindestens 110 mg/dl (6,1 mmol/l) im Kapillarblut (z.B. aus der Fingerbeere) bzw. von mehr als 126 mg/dl (7,0 mmol/l) im Blutplasma gemessen wird, oder
- zwei Stunden nach der Einnahme einer definierten Menge von Traubenzucker (oraler Glukose-Toleranztest; OGTT) ein Blutzuckerwert von über 200 mg/dl (11,1 mmol/l) gemessen wird, oder
- ein Blutzucker-Langzeitwert (HbA_{1c}-Wert) von 6,5 Prozent (48 mmol/l) oder mehr gemessen wird.

20

Einteilung des Diabetes mellitus

In Deutschland sind mehr als acht Millionen Menschen an Diabetes erkrankt. Zirka fünf Prozent davon sind an einem Diabetes Typ 1 erkrankt, mehr als 90 Prozent an einem Diabetes Typ 2. Die Tendenz ist steigend, die Anzahl der (noch) nicht diagnostizierten Diabetiker wird auf ein bis zwei Millionen geschätzt (Dunkelziffer).

Diabetes mellitus Typ 2

Der Diabetes Typ 2 wurde früher oft als „Altersdiabetes" bezeichnet. Die meisten Menschen sind bei Erkrankungsbeginn älter als 40 Jahre, es gibt aber auch zunehmend jüngere Betroffene. Der Beginn ist schleichend. Beschwerden können Abgeschlagenheit, Wundheilungsstörungen oder häufiges Wasserlassen sein. Viele Personen mit einem Diabetes Typ 2 aber haben keine Beschwerden, so dass die Diagnose oft ein Zufallsbefund bei Routineuntersuchungen ist oder erst beim Auftreten von Folgeerkrankungen gestellt wird.

Bei der Entstehung des Typ-2-Diabetes spielt unser Lebensstil mit übermäßiger Ernährung und Bewegungsmangel eine maßgebliche Rolle. Zusätzlich begünstigt lange anhaltender Stress den Ausbruch der Erkrankung und beeinflusst ihren weiteren Verlauf. Aber auch die Vererbung hat Einfluss. Mindestens die Hälfte aller Patienten hat zuckerkranke Vorfahren. Der Diabetes Typ 2 ist Bestandteil des metabolischen Syndroms, einem Zusammenwirken mehrerer Erkrankungen bzw. Risikofaktoren.

Die in Abbildung 1 dargestellten Kombinationen von Erkrankungen bzw. Störungen finden sich häufig bei Menschen mit einem Metabolischen Syndrom.

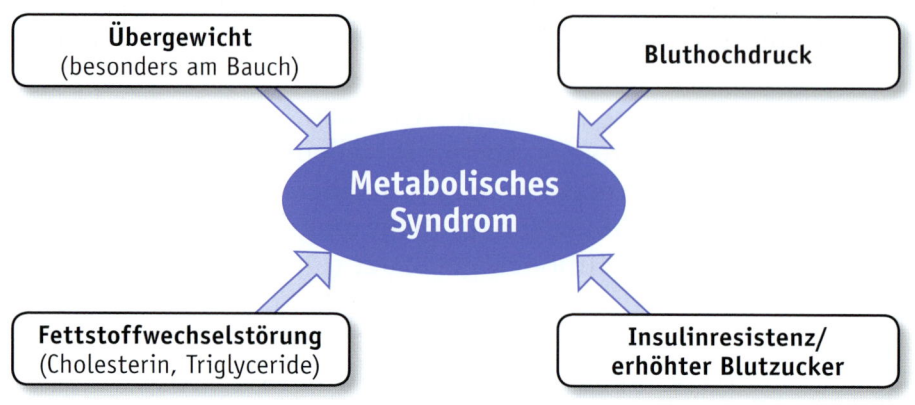

Abbildung 1:
Wichtige Bestandteile des metabolischen Syndroms

Weitere, oft zusätzlich bestehende, prognoserelevante Diagnosen sind:
- Schlaf-Apnoe-Syndrom,
- nicht-alkoholische Fettleber,
- erhöhte Harnsäure-Werte/Gicht,
- Nikotinkonsum (Rauchen).

Wegweisende Laboruntersuchungen zur Vorhersage eines Diabetes Typ 2 existieren derzeit nicht. Es gibt jedoch Fragebögen, mit denen man das Risiko abschätzen kann, an einem Diabetes Typ 2 zu erkranken (z.B. FINDRISK®).

Die Insulinwirkung ist bei Patienten mit einem metabolischen Syndrom abgeschwächt (Insulinresistenz oder -unempfindlichkeit). Man kann sich das so vorstellen: Durch jahrelange Überernährung und zu wenig Energieverbrauch (Bewegung) kommt es zu einer Überfüllung der Körperzellen mit Zucker, welche sich nun durch Verformung der Insulinschlüssellöcher gegen eine weitere Zuckerzufuhr wehren. Dadurch kann das vorhandene Insulin nicht gut wirken (Insulinresistenz) und der Zucker „staut sich" im Blut, d.h. erhöhte Blutzuckerspiegel sind messbar. Die Bauchspeicheldrüse versucht nun durch vermehrte Insulinproduktion den Blutzuckerspiegel zu senken. Im Anfangsstadium hat eine Person mit Typ-2-Diabetes also sowohl hohe Blutzucker- als auch hohe Insulinspiegel. Erst mit der Zeit kommt es zu einer „Erschöpfung" der insulinproduzierenden Zellen und infolge zu einem Insulinmangel.

Auch chronischer Stress kann solche Veränderungen bewirken, da der Energieverbrauch des Gehirns bei chronischem Stress erhöht ist. Unser Gehirn verbraucht ohne Stress ca. 75 Prozent des täglich aufgenommenen Zuckers, mit Stress 90 Prozent. Um die Energieversorgung sicherzustellen, steigert das Gehirn Nahrungssuch- und -aufnahmeaktionen und fördert damit das Übergewicht. Gleichzeitig verringern die Stresshormone die Insulinempfindlichkeit und erhöhen den Blutzucker und die Blutfettwerte, um eine möglichst gute Stressreaktion zu ermöglichen (früher oder bei anderen Säugetieren sind dies Kampf oder Flucht). Da wir heute in der Regel bei chronischem Stress weder kämpfen noch fliehen, wird die zur Verfügung gestellte Energie nicht abgebaut, sondern gespeichert. Weiterhin fördert das Gehirn über die Stresshormone auch die Bildung des gesundheitlich besonders ungünstigen Bauchfettes zwischen den Darmschlingen („Stressbauch", Apfelform). Zudem sind die Stresshormone auch aktiv an der Erhöhung des Blutdruckes, der Herzfrequenz (des Pulses) und der Blutfette beteiligt.

Da alle Bestandteile des Metabolischen Syndroms durch Bewegungsmangel, Überernährung und das daraus resultierende Übergewicht begünstigt werden, führt eine möglichst dauerhafte Lebensstiländerung mit regelmäßiger körperlicher Aktivität und energieangepasster gesunder Ernährung zu einer Gewichtsabnahme und einem Rückgang der Insulinresistenz (die Schlüssellöcher erhalten wieder ihre ursprüngliche Form). Das Insulin wirkt dadurch wieder besser und die Blutzuckerwerte sinken. Auch der Blutdruck und die Blutfette werden dadurch positiv beeinflusst.

Basismaßnahmen zur Behandlung des Metabolischen Syndroms:
- Vermehrte, regelmäßige körperliche Bewegung,
- gesunde Ernährung mit dem Ziel einer Gewichtsabnahme,
- Stressabbau,
- Nikotinverzicht,

- gegebenenfalls medikamentöse Therapie gegen Bluthochdruck, Fettstoffwechselstörung und Insulinresistenz.

Durch Gewichtsabnahme und regelmäßige körperliche Bewegung wird nicht nur der Diabetes verbessert, sondern werden auch der Bluthochdruck und die Blutfette günstig beeinflusst.
Je dauerhafter Sie dies umsetzen, desto größer wird Ihr Erfolg.

Diabetes mellitus Typ 1

Der Diabetes Typ 1 tritt meist bei jungen, normalgewichtigen Menschen auf. Es gibt jedoch auch Ausnahmen, weshalb die frühere Bezeichnung „jugendlicher Diabetes" nicht mehr benutzt werden sollte. Diese Diabetesform erfordert immer eine lebenslange Insulinbehandlung, da die Bauchspeicheldrüse kaum oder gar kein Insulin mehr bilden kann.

Der Körper bildet bei Personen mit Diabetes Typ 1 Abwehrstoffe (Antikörper) gegen das Insulin oder seine eigenen, insulinbildenden Zellen in der Bauchspeicheldrüse, die dadurch zerstört werden. Die Ursache hierfür ist noch nicht endgültig geklärt. Infektionen durch Viren und eine erbliche Veranlagung spielen möglicherweise eine Rolle. Die Diagnose eines Diabetes Typ 1 kann durch den Nachweis der entsprechenden Antikörper im Blut sichergestellt werden.

Die Erkrankung beginnt meist plötzlich, die Blutzuckerwerte sind dabei stark erhöht. Die Patienten haben oft starken Durst, müssen viel Urin lassen und verlieren an Gewicht. Ein diabetisches Koma kann auftreten.

Bei einem Teil der Patienten erholen sich nach der akuten Phase für einige Wochen oder Monate die Insulin produzierenden Zellen der Bauchspeicheldrüse, so dass vorübergehend wieder Insulin hergestellt werden kann (Remissionsphase). Nach der Remissionsphase hört die körpereigene Insulinproduktion endgültig auf.

Sonstige Diabetesformen (Typ 3 und Typ 4)

Zwei bis fünf Prozent der Menschen mit Diabetes sind an anderen Diabetesformen erkrankt. Entzündungen der Bauchspeicheldrüse, die verschiedene Ursachen haben können (u.a. Gallengangssteine, Medikamente, Alkohol), können zu einer verringerten Insulinbildung führen. Auch nach Operationen an der Bauchspeicheldrüse kann ein Diabetes mellitus entstehen (Diabetes Typ 3, pankreopriver Diabetes), der in der Regel eine Insulintherapie erforderlich macht, wenn nach dem Erkrankungsschub oder der Operation nicht mehr genügend (gesundes) Bauchspeicheldrüsengewebe mit ausreichend Inselzellen erhalten bleibt. Ebenso kann eine Eisenspeicherkrankheit (Hämochromatose) einen Diabetes zur Folge haben.

Eine weitere Form ist der Schwangerschaftsdiabetes (Diabetes Typ 4), der erstmalig in der Schwangerschaft auftritt und für die betroffenen Frauen ein erhöhtes Risiko für das Auftreten eines Diabetes Typ 2 in späteren Lebensjahren bedeutet.

Einerseits kommt es durch die hormonellen Veränderungen während der Schwangerschaft zur Ausbildung einer Insulinresistenz, andererseits können auch ein verändertes Essverhalten und weniger Bewegung während der Schwangerschaft die Entwicklung eines Diabetes begünstigen. Weiterhin wird durch ein Absinken der so genannten Nierenschwelle Zucker über die Niere ausgeschieden, so dass vermehrt auffällige Urinzuckerwerte im Rahmen der Diabetesvorsorgeuntersuchung bei Schwangeren beobachtet werden können.

Auf weitere, sehr seltene Formen, wie den LADA- oder MODY-Diabetes soll in diesem Buch aus Gründen der geringen Anzahl Betroffener und der Übersichtlichkeit nicht näher eingegangen werden. Betroffene informieren sich bitte bei ihrem Diabetologen und der Deutschen Diabetes-Gesellschaft.

Behandlung des Diabetes mellitus

Ziele der Behandlung des Diabetes mellitus in jeder Form sind:
- akute Stoffwechselentgleisung vermeiden,
- Spätfolgen verhindern,
- möglichst gute Lebensqualität bewahren.

Die Schulung der Betroffenen ist für eine gute Behandlung von Menschen mit Diabetes ausgesprochen wichtig. In der Schulung werden die Grundlagen für das Verständnis der Krankheit gelegt, indem das notwendige Wissen vermittelt wird. Dieses Wissen soll als Entscheidungsgrundlage für die Lebensstilgestaltung und für das Mitgestalten der Behandlung in Zusammenarbeit mit dem Arzt dienen und den Betroffenen damit ein möglichst gutes Selbstmanagement ihrer chronischen Erkrankung ermöglichen.

Ausführlich wird dargelegt, welche verschiedenen Behandlungsmöglichkeiten bestehen. Viel Raum sollte dafür vorhanden sein, die

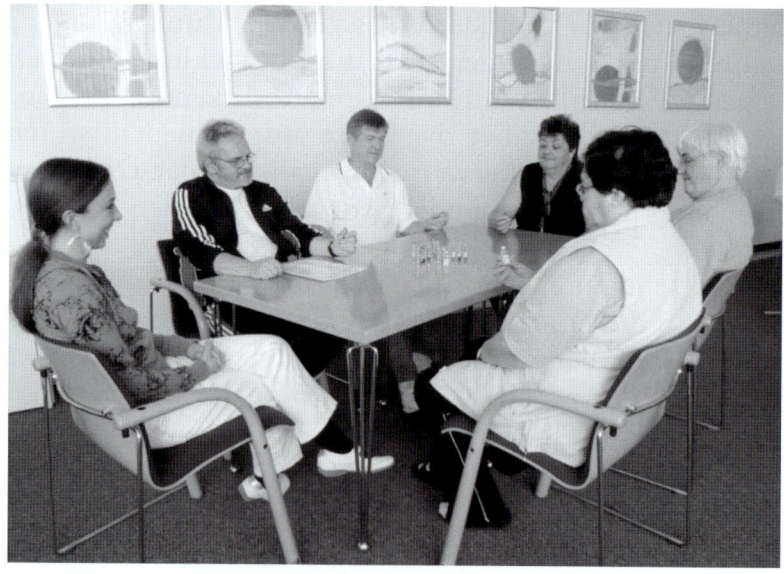

Abbildung 2:
Schulung ist ein wesentlicher Bestandteil der Behandlung mit Diabetes

Notwendigkeit und die Chancen einer Lebensstiländerung zu besprechen. Die Schulung soll den Patienten auch die Möglichkeiten geben, Probleme und Sorgen in Zusammenhang mit dem Diabetes anzusprechen. Schließlich dient eine Schulung dazu, dass betroffene Menschen in einen Austausch miteinander treten können. Es ist durch viele wissenschaftliche Untersuchungen belegt, dass Schulungen die Behandlungsergebnisse und die Lebensqualität für die betroffenen Menschen verbessern. Es hat sich daher bewährt, Patienten mit Diabetes in regelmäßigen Abständen Schulungen anzubieten.

Therapie des Diabetes

Therapie des Typ-2-Diabetes

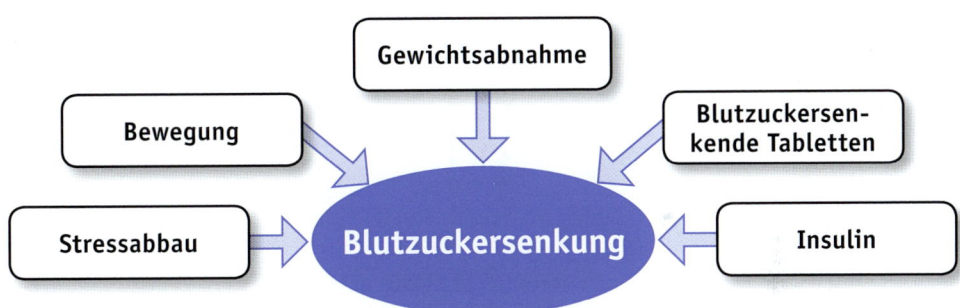

Abbildung 3:
Die Behandlung des Diabetes Typ 2 beruht auf mehreren Elementen

Die nicht-medikamentöse Therapie (Ernährung, Bewegung, Stressabbau)

Menschen mit Diabetes Typ 2 sind zumeist übergewichtig. Die Wirkung des Insulins ist bei ihnen abgeschwächt (Schlüssellöcher an der Zelle sind verformt). Eine Gewichtsabnahme führt oft zu einer Wiederherstellung der ursprünglichen Form der Schlüssellöcher, dadurch wirkt das Insulin wieder besser und der Blutzucker sinkt.

27

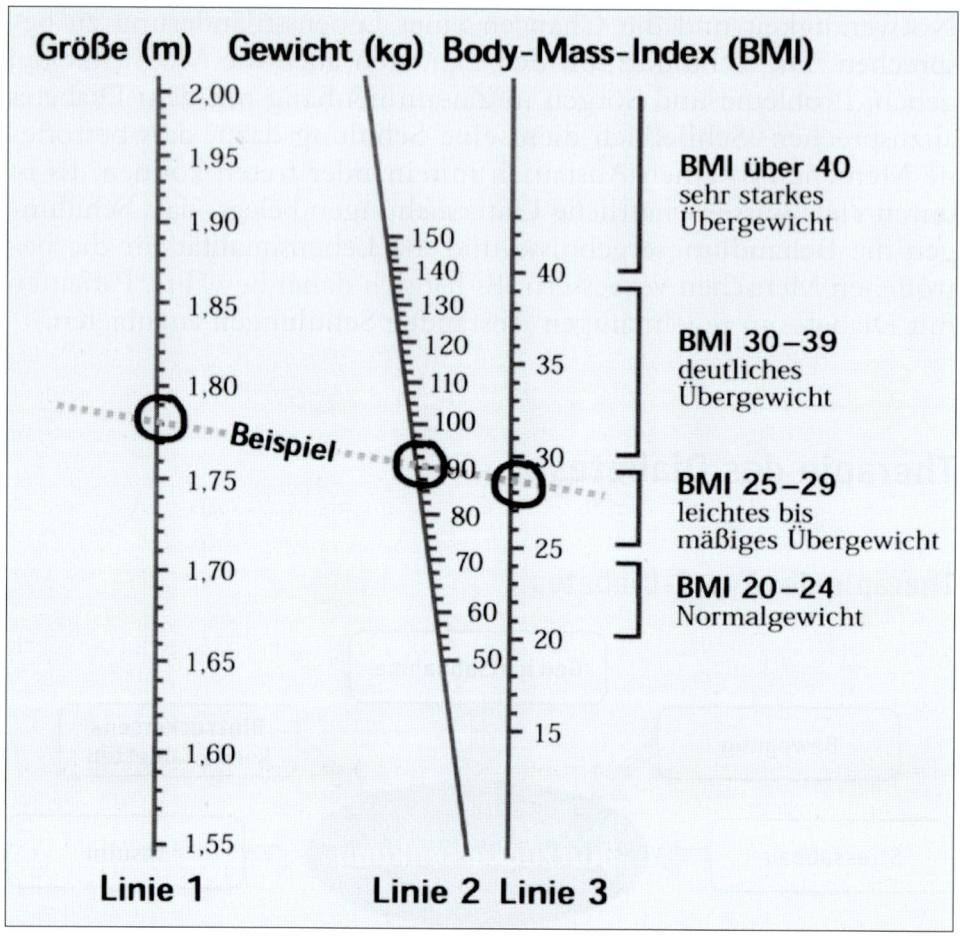

Abbildung 4:
Ermittlung des BMI

Der Schweregrad des Übergewichts kann mit dem Body-Mass-Index (BMI) bestimmt werden. Er beschreibt das Verhältnis zwischen Körpergröße und Körpergewicht. Dazu wird das Körpergewicht in Kilogramm (kg) durch das Quadrat der Körpergröße in Metern (m) geteilt; die Maßeinheit ist kg/m² (siehe Abbildung 4). Ein BMI zwischen 25 und 29,9 kg/m² bedeutet Übergewicht, 30 bis 34,9 kg/m² Adipositas Grad 1, 35 bis 39,9 kg/m² Adipositas Grad 2, 40 kg/m² und mehr Adipositas Grad 3. Beispiel: Ein Mensch mit einer Größe von 1,78 m und einem Körpergewicht von 90 kg hat einen BMI von 28,4 kg/m². Er ist somit übergewichtig.

Bewerten Sie Ihr Gewicht selbst mit Hilfe der Abbildung 4 auf Seite 28. Um Ihren BMI zu ermitteln, verbinden Sie mit einem Lineal Ihre Körpergröße auf Linie 1 mit Ihrem Körpergewicht auf Linie 2. Auf Linie 3 können Sie Ihren BMI ablesen. Oder lesen Sie Ihren Body Mass Index aus der BMI-Tabelle im Anhang auf Seite 244 ab. Er steht in der Zeile mit Ihrem Körpergewicht und der Spalte mit Ihrer Körpergröße.

Möglicherweise noch relevanter zur Bestimmung des Herz-Kreislauf-Erkrankungsrisikos ist der Bauchumfang, welcher mit der Menge des besonders stoffwechselaktiven und risikoreichen viszeralen (= zwischen den Darmschlingen liegenden) Fetts verbunden ist. Messen und dokumentieren Sie Ihren Bauchumfang in normalem Zustand in Nabelhöhe bzw. Taillenhöhe (in der Mitte zwischen oberem Hüftkamm und unterem Rippenbogen. Ab Werten von über 88 cm bei Frauen und 102 cm bei Männern kann ein erhöhtes Risiko für Herz-Kreislauf-Erkrankungen angenommen werden. Wenn der Bauchumfang abnimmt, sind Sie auf einem guten Weg – auch wenn die Waage ein stabiles Gewicht zeigt!

Oft reichen schon wenige Kilogramm Gewichtsabnahme aus, um die Blutzuckerwerte und die Begleiterkrankungen des Metabolischen Syndroms deutlich zu bessern. Statt schneller, meist nur vorübergehend erfolgreicher „Crash-Diäten" sollten Sie jedoch lieber eine langsame, dafür aber dauerhafte Gewichtsreduktion anstreben. Dies erreichen Sie durch eine ausgeglichene Ernährung, bei der besonders kalorienreiche Nahrungsmittel, die viel Zucker und Fett enthalten, eingespart werden (siehe Kapitel 2: Ernährung, Seite 131 ff.). Regelmäßige körperliche Betätigung führt ebenfalls zu besseren Blutzuckerwerten. Einerseits unterstützt Bewegung die Gewichtsabnahme, andererseits wird die Wirkung des Insulins an der Zelle verbessert (die Türen sind leichter zu öffnen, siehe Kapitel 3: Sport und Bewegung, Seite 151 ff.).

Auch die Verringerung von Stress kann zu einer Verbesserung der Blutzuckerwerte, der Blutdruckwerte und des allgemeinen Wohlbefindens führen (siehe Kapitel 4: Umgang mit Stress und Belastungen, Seite 181 ff.).

Die medikamentöse Therapie
(Blutzuckersenkende Tabletten, Insulin)

Jeder Mensch mit Diabetes ist anders. Es gibt Übergewichtige und Normalgewichtige, Junge und Alte, manche haben bereits Folge- oder Begleiterkrankungen, andere nicht. Also muss die Therapie individuell ausgewählt und auf den Einzelfall angepasst werden.

Es gibt mehrere Gruppen von blutzuckersenkenden Tabletten (sogenannte orale Antidiabetika), die unterschiedliche Wirkweisen haben. Häufig wird eine Kombinationstherapie angewendet, die den Bedürfnissen des Betroffenen angepasst ist. Entscheidend ist, dass langfristig Blutzuckerwerte im angestrebten therapeutischen Bereich erreicht werden.

1. **Biguanide:** Metformin (z.B. *Glucophage®, Siofor®, Mediabet®, Meglucon®*)
2. **Sulfonylharnstoffe:** Glibenclamid (z.B. *Euglucon N®, Gliben-hexal®, Glibenclamid®, Duraglucon®*), Glimepirid (*Amaryl®*)
3. **Glinide:** Repaglinid (*Novonorm®*), Nateglinid (*Starlix®*)
4. **Glucosidasehemmer:** Acarbose (*Glucobay®*)
5. **Glitazone oder „Insulinsensitizer":** Pioglitazon (*Actos®*)
6. **Inkretin-Mimetika (sog. DPP-4-Hemmer),** z.B. Sitagliptin (*Januvia®*), Saxagliptin (*Onglyza®*) und Inkretine (sog. GLP-1-Rezeptoragonisten [= „Förderer"]): Exenatide (*Bydureon®; Byetta®*), Liraglutide (*Victoza®*), Dulaglutid (*Trulicity®*)
7. **SGLT-2 Hemmer:** Empagliflozin (*Jardiance®*), Dapagliflozin (*Forxiga®*)

1. Biguanide

Wirkung: Metformin verbessert die Insulinwirkung an den Zellen, dadurch wird die Zuckeraufnahme in die Zellen gesteigert. In der Leber werden die Zuckerneubildung und die nächtliche Zuckerausschüttung gehemmt. Außerdem findet eine verzögerte Zuckeraufnahme aus dem Darm statt. Metformin eignet sich besonders bei übergewichtigen Menschen mit Metabolischem Syndrom (= Menschen mit Diabetes, Übergewicht, Bluthochdruck und erhöhten Blutfettwerten). Der Fettstoffwechsel wird günstig beeinflusst, wodurch es zu einer leichten Gewichtsabnahme kommt. Voraussetzung ist jedoch eine ausreichende Eigenproduktion von Insulin.

Nebenwirkungen: Magen-/Darmbeschwerden (Übelkeit, Blähungen, Durchfall) bei Therapiebeginn, selten: metallischer Geschmack im Mund. Diese unangenehmen Nebenwirkungen lassen sich abschwächen oder ganz vermeiden, wenn man die Behandlung mit Metformin in einer geringen Dosis beginnt und nur langsam steigert. Die früher gefürchtete Milchsäurevergiftung kommt bei richtiger Anwendung praktisch nicht vor. Es besteht keine Gefahr einer Unterzuckerung (Hypoglykämie)!

Biguanide sollten nur nach ärztlicher Risikoabwägung und nicht angewandt werden bei schweren Leber- oder Nierenfunktionsstörungen, schweren Herz- und Lungenerkrankungen, schweren Durchblutungsstörungen sowie Alkoholismus. Mehrere Tage vor operativen Eingriffen sollte Metformin abgesetzt werden. Dies gilt ebenso bei geplanten Kontrastmitteluntersuchungen (Biguanide und bestimmte Kontrastmittel werden gemeinsam über die Niere ausgeschieden, so dass die Gefahr einer Verschlechterung der Nierenfunktion besteht).

Metformin gilt nach allen internationalen Leitlinien als Basispräparat in der Behandlung des Diabetes Typ 2.

2. Sulfonylharnstoffe

Wirkung: Diese Medikamente steigern die Insulinausschüttung aus der Bauchspeicheldrüse. Voraussetzung ist, dass die Bauchspeicheldrüse noch Insulin produziert. Stellen Sie sich vor, Ihre Bauchspeicheldrüse ist wie eine Zitrone: Sulfonylharnstoffe und auch Glinide (siehe folgende Seiten) „pressen" das Insulin (den Zitronensaft) noch stärker aus. Dies führt dazu, dass die insulinproduzierenden Zellen noch schneller erschöpft sind mit der Folge, dass die Eigeninsulinproduktion rascher versiegt und künstliches Insulin (Spritzen) erforderlich wird.

Sulfonylharnstoffe erhöhen die Insulinausschüttung **unabhängig** vom aktuellen Blutzuckerwert, wodurch die Gefahr einer Unterzuckerung deutlich steigt. Daher dürfen die Medikamente nur zusammen mit der Nahrungsaufnahme eingenommen werden, d.h. es *muss* gegessen werden, *weil* man das Medikament eingenommen hat.

Da aufgrund der langen Wirkdauer der Medikamente (Glibenclamid ca. 12 Stunden, Glimepirid ca. 24 Stunden) auch unabhängig vom Blutzuckerwert zwischen den Mahlzeiten vermehrt Insulin freigesetzt wird, sind Unterzuckerungen möglich. Es ist daher ratsam, mehrere kleine, kohlenhydratreiche Mahlzeiten über den Tag verteilt zu essen und stets Traubenzucker oder zuckerhaltige Getränke bei sich zu haben, wenn man diese Medikamente anwendet.

Nebenwirkungen: **Hypoglykämiegefahr.**
Wichtig: Die Unterzuckerung kann auch noch viele Stunden (bis Tage) nach der Medikamenteneinnahme auftreten und über viele Stunden (bis Tage) anhalten! Magen- und Darmbeschwerden, allergische Hautreaktionen, Alkoholunverträglichkeit, Gewichtszunahme (!).

Bei übergewichtigen Personen mit Typ-2-Diabetes und solchen mit erhaltener Insulineigenproduktion sind Sulfonylharnstoffe ungeeignet. Nicht angewandt werden sollten Sulfonylharnstoffe bei Leber- und Nierenschäden und in der Schwangerschaft.

Durch die Wechselwirkung mit anderen Substanzen kann es zu einer Wirkungsverstärkung kommen. Es besteht Hypoglykämiegefahr! Substanzen, die die Wirkung verstärken, sind Betablocker, Alkohol, Aspirin, Marcumar (Cumarin) und Sulfonamide (Antibiotikum).

Neuere Studien zeigen, dass es langfristig zu einer Zunahme von Herz- und Kreislauferkrankungen bei Patienten kam, welche mit Sulfonylharnstoffen behandelt wurden.

3. Glinide

Wirkung: Repaglinid wirkt ähnlich wie die Sulfonylharnstoffe, nur ist die Wirkdauer wesentlich kürzer (ca. vier Stunden). Das Unterzuckerungsrisiko ist aufgrund der kürzeren Wirkdauer daher geringer, da es zwischen den Mahlzeiten zu keiner vermehrten Insulinfreisetzung kommt. Repaglinid wird vor jeder Hauptmahlzeit eingenommen, so dass die Mahlzeiten flexibler gestaltet werden können.

Nateglinid ist ein Wirkstoff, der noch kürzer wirkt als Repaglinid. Die Insulinfreisetzung wird nur kurz nach den Mahlzeiten stimuliert. Das Wirkmaximum liegt unter einer Stunde. Die Insulinabgabe ist außerdem von der Höhe des Blutzuckers abhängig. Es kommt somit zu weniger Unterzuckerungen.

Nebenwirkungen: Geringe Hypoglykämiegefahr.
Bei stark eingeschränkter Leberfunktion oder Nierenfunktion sollte Repaglinid nicht eingenommen werden. Ggf. kommt es zu einer leichten Gewichtszunahme.

4. Glucosidasehemmer

Wirkung: Diese Medikamente hemmen die Blutzuckeraufnahme aus dem Darm. Der Blutzucker steigt langsamer und weniger hoch an. Die Blutfettkonzentration wird günstig beeinflusst. Das Medikament muss zu den Mahlzeiten eingenommen werden.

Nebenwirkungen: Durchfall, Bauchschmerzen und starke Blähungen (ggf. vermindert bei langsamer Dosissteigerung). Keine Hypoglykämiegefahr! Bei Unterzuckerungen durch Kombination mit anderen Medikamenten hilft nur reiner Traubenzucker! Bei schweren Leber- oder Darmerkrankungen, schwerem Nierenschaden sowie bei chronisch entzündlichen Darmerkrankungen oder Darmverschluss darf dieses Medikament nicht eingenommen werden.

5. Glitazone (Insulinsensitizer)

Wirkung: Glitazone bewirken, dass die Rezeptoren der Zelle wieder empfindlich für Insulin werden. Die Zuckeraufnahme wird verbessert, der Insulinbedarf gesenkt. Außerdem wird die Zuckerneubildung in der Leber gesenkt.

Nebenwirkungen: Leichte Wassereinlagerungen, oft Gewichtszunahme. Bei Frauen besteht unter Umständen ein erhöhtes Risiko von Knochenbrüchen. Keine Hypoglykämiegefahr.

Glitazone dürfen nicht angewandt werden bei Leber- oder Nierenschäden sowie bei Herzschwäche.

Seit 2011 können Glitazone nur noch in begründeten Einzelfällen zu Lasten der gesetzlichen Krankenversicherung verschrieben werden. Ob Studiendaten zur Behandlung bei Fettleberentzündung daran etwas ändern werden, bleibt abzuwarten.

6. Inkretinbasierte Therapien (GLP-1-Analoga und DPP-4-Hemmer)

Wirkung: Inkretine steigern (wie das aus der Darmwand abgegebene körpereigene Hormon GLP-1) die Insulinproduktion bei höheren Blutzuckerwerten, z.B. nach Mahlzeiten. Sie drosseln die Zuckerproduktion in der Leber, verzögern die Magenentleerung und verstärken das Sättigungsgefühl. Dadurch kann eine gewünschte Gewichtsreduktion unterstützt werden. Es besteht keine Gefahr der Unterzuckerung.

GLP-1-Analoga müssen unter die Haut gespritzt werden. Je nach Präparat 1-2× täglich bis zu 1× pro Woche.

DPP-4-Hemmer sind Tabletten (sie hemmen den Abbau des körpereigenen Hormons GLP-1 und verlängern damit dessen Wirkung). Sie haben jedoch nur wenig Einfluss auf das Körpergewicht. DPP-

4-Hemmer gibt es häufig als Kombinationspräparate mit Metformin (Janumet®, Velmetia®, Kombiglyze®, Eucreas®, Icandra®).

Nebenwirkungen: Je nach Präparat Übelkeit, schnupfenähnliche Beschwerden und Durchfälle.

GLP-1-Analoga und DPP-4-Hemmer dürfen nicht bei schwerem Leberschaden (Ausnahme: Exenatid) sowie bei schwerem Nierenschaden angewendet werden. Bei leichtem Nierenschaden muss keine Dosisanpassung erfolgen. Aufgrund der mittlerweile umfangreichen Erfahrung kann eine inkretinbasierte Therapie heute als recht sicher angesehen werden. Bei vorbestehenden Bauchspeicheldrüsenerkrankungen sollten die Vor- und Nachteile individuell abgewogen werden. Generell erscheint das Risiko für chronische Bauchspeicheldrüsenerkrankungen oder -krebs nicht erhöht.

7. SGLT-2-Hemmer

Wirkung: verstärkte Zucker-, Natrium- und Flüssigkeitsausscheidung über den Urin, da die Rückaufnahme von Glucose und Natrium in der Niere gehemmt wird.

Nebenwirkungen: vermehrter Harndrang, Flüssigkeitsverlust, dadurch ggf. Besserung eines Bluthochdruckes, aber auch erhöhtes Risiko für Schwindel, Kreislaufbeschwerden und Nierenfunktionsstörungen. Oft gute Gewichtsabnahme (durch verminderte Kalorienaufnahme, durch Zuckerausscheidung sowie erhöhten Flüssigkeitsverlust), Häufung an Genitalinfektionen und Harnwegsinfekten. Die Gefahr einer sich rasch entwickelnden, bedrohlichen Übersäuerung des Blutes (Ketoacidose), die ohne Vorwarnzeichen in jeder Altersgruppe möglich ist, ist in der Fachliteratur beschrieben. Risikofaktoren hierfür lassen sich derzeit leider nicht eindeutig benennen. Bei unklarer plötzlicher Verschlechterung des Allgemeinzustandes, insbesondere mit Atembeschwerden, acetonartigem Geruch des Atems (wie Nagellackentferner), Verwirrung, Übelkeit, Erbrechen und starken Bauchschmerzen ist eine sofortige ärztliche Vorstellung erforderlich.

Es besteht noch kein hoher Erprobungsgrad, da die SGLT-2-Hemmer erst seit 2012 auf dem deutschen Markt zugelassen sind. Daher existieren noch keine Erfahrungen mit Langzeitauswirkungen und Nebenwirkungen.

Bei Nierenerkrankungen oder eingeschränkter Nierenfunktion ist mit einer nachlassenden Wirkung zu rechnen. Bei Neigung zu Harnwegs-/Genitalinfekten wird die Anwendung nicht empfohlen.

Neuere Studien zeigen Vorteile für Personen, die bereits Vorerkrankungen am Herzen, insbesondere Herzschwäche, aufweisen. Ob diese Vorteile den verbesserten Blutzuckerwerten, dem verbesserten Blutdruck oder der Gewichtsabnahme zuzuschreiben sind, ist unklar. Offen ist derzeit ebenfalls noch, ob Personen ohne vorbestehende Herzerkrankung in gleichem Maße von einer Therapie profitieren. Das langfristige Nutzen-Risiko-Verhältnis ist aufgrund der kurzen Zulassungsdauer noch nicht abschließend beurteilbar.

Therapie des Diabetes Typ 1

Die Behandlung des Diabetes Typ 1 besteht im Wesentlichen in einer regelmäßigen Insulinzufuhr mittels Spritze, Pen oder Insulinpumpe. Die jeweils gespritzten Insulindosen müssen auf die Menge der verzehrten Kohlenhydrate, auf den Umfang der körperlichen Aktivität und auf äußere Einflüsse (z.B. Stress) abgestimmt werden. Einzelheiten dazu erfahren Sie in den entsprechenden Kapiteln dieses Buches.

Therapie des Diabetes Typ 3

Abhängig von der noch vorhandenen Insulineigenproduktion kann die Behandlung des Diabetes Typ 3 der des Typ 2 oder des Typ 1 ähneln. Meist wird aber frühzeitig eine Insulintherapie erforderlich, die der des Diabetes Typ 1 ähnelt.

Zu berücksichtigen ist noch die meist ebenfalls gestörte Fettverdauung, da die für die Nahrungsfettaufspaltung nötigen Verdauungsenzyme der Bauchspeicheldrüse fehlen und dann möglichst bedarfsgerecht ersetzt werden müssen. Diese Enzymersatztherapie muss von den Betroffenen gelernt und geübt werden, bis die individuell nötigen Enzymmengen gefunden wurden. Häufig verwende Enzympräparate sind z.B. Kreon®, Pangrol® und Ozym®.

Bei unvollständiger Fettverdauung erfolgt auch die Aufnahme der an das Fett gebundenen Kohlenhydrate nicht oder nur schlecht. Eine Verbesserung der Fettaufnahme führt also in der Regel zu starken Blutzuckeranstiegen nach der Mahlzeit. Dies muss bei der Behandlung berücksichtigt werden. Aufgrund eines meist schlechten Ernährungszustandes und einer geringen Muskelmasse haben Personen mit Typ-3-Diabetes häufig einen niedrigen Insulinbedarf. Chronische Schmerzen sind häufig und können sich zusätzlich auf die Insulintherapie auswirken.

Das Behandlungsziel ist meist, Unterzuckerungen strikt zu vermeiden. Grund dafür ist, dass in der Bauchspeicheldrüse nicht nur Insulin, sondern auch dessen Gegenspieler Glucagon gebildet wird. Dieses Hormon bewirkt, dass Zucker aus den Zuckerspeichern des Körpers freigesetzt wird und der Blutzuckerspiegel ansteigt. Fehlt das Glucagon, weil die Bauchspeicheldrüse entfernt wurde, bleibt bei einer Unterzuckerung die Gegenreaktion des Körpers aus. Die Bedeutung etwaig drohender Spätfolgen ist im Vergleich zum Typ-1- und Typ-2-Diabetes oft geringer und sollte individuell beurteilt werden.

Therapie Diabetes Typ 4

Da ein Schwangerschaftsdiabetes ein Risiko für einen späteren Diabetes Typ 2 darstellt und von den gleichen Risikofaktoren begünstigt wird, sollten primär die gleichen, den Lebensstil betreffenden Empfehlungen wie bei Diabetes Typ 2 befolgt werden. Zum Schutz des Ungeborenen gelten jedoch viel strengere Blutzuckerzielwerte, so dass frühzeitiger eine Insulinbehandlung empfohlen wird. Betroffene sollten in engem Kontakt zu ihrem Frauenarzt und einem erfahrenen Diabetologen stehen, damit die Behandlung engmaschig überwacht wird. Aufgrund der Komplexität wird in diesem Buch nicht näher auf die Behandlung des Schwangerschaftsdiabetes eingegangen. Für Betroffene interessant sollten jedoch alle Ausführungen zum Diabetes Typ 2 sein.

Insuline:
Wirkung, Wirkungsablauf, Spritz-Ess-Abstand

Um den Blutzucker zu senken, gibt es verschiedene Behandlungsstrategien mit unterschiedlichen Insulintypen. Früher wurde Insulin aus gereinigtem Rinder- oder Schweineinsulin hergestellt. Heute werden ausschließlich synthetisch hergestellte Insuline vertrieben. Das Schweineinsulin, das aus der Bauchspeicheldrüse von Schweinen gewonnen wird, steht seit 2006 nicht mehr auf dem deutschen Markt zur Verfügung und muss bei Bedarf aus dem Ausland importiert werden.

Um zu hohe oder zu niedrige Blutzuckerwerte zu vermeiden, ist es sehr wichtig, das Wirkprofil des gespritzten Insulins zu kennen. Auch sollte der Name des verwendeten Insulins bekannt sein, damit man sich im Notfall (z.B. bei Verlust des Pens) den richtigen Ersatz besorgen kann.

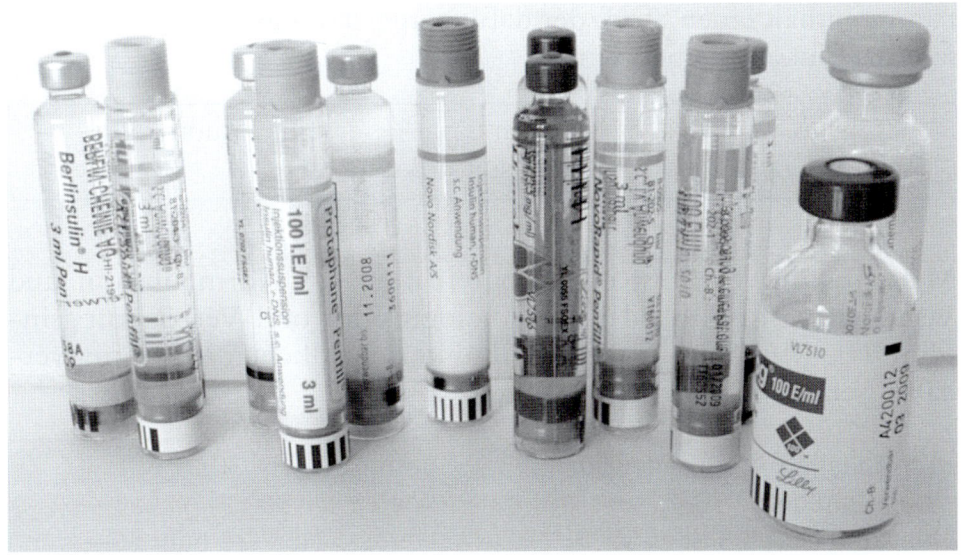

Abbildung 5:
Insuline mit unterschiedlicher Wirkdauer tragen zu einer guten Behandlung bei

Normalinsulin (NI) ist ein schnell wirksames Insulin. Es ist dem aus der Bauchspeicheldrüse abgegebenen Insulin ähnlich.

Actrapid HM®   Insuman Rapid®   Huminsulin Normal®
Insulin B. Braun Rapid®   Berlinsulin H Normal®

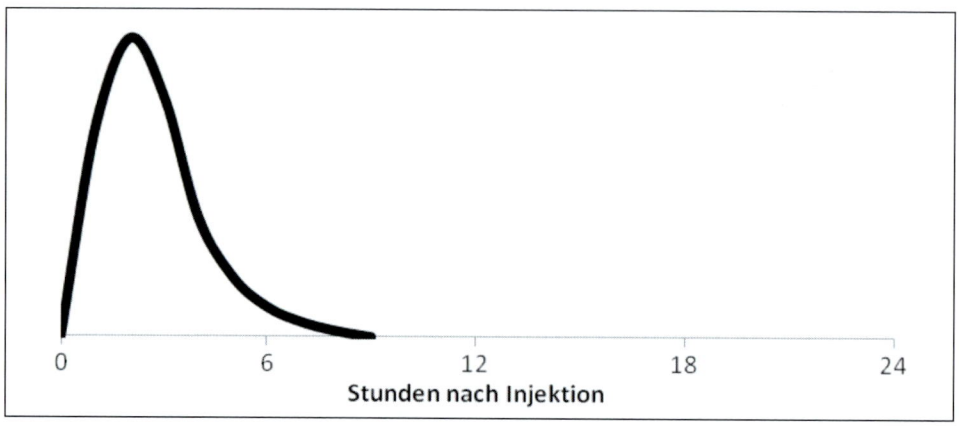

Abbildung 6: Wirkprofil von Normalinsulin

Verzögerungsinsulin (VI), auch NPH-Verzögerungsinsulin genannt, enthält einen Stoff, der dafür sorgt, dass das Insulin nur langsam ins Blut abgegeben wird.

Protaphane HM®   Insuman Basal®   Huminsulin Basal®
Insulin B. Braun Basal®   Berlinsulin H Basal®

Mischinsulin (MI) ist eine Kombination aus Normalinsulin und Verzögerungsinsulin oder aus Analoginsulin und Verzögerungsinsulin. Die Mischinsuline liegen in unterschiedlichen Mischungsverhältnissen vor.

Actraphane HM® 30 oder 50   Berlinsulin H® 30/70
B. Braun Comb® 30/70   Novo Mix® 30
Humalog Mix® 25 oder 50   Liprolog Mix® 25 oder 50
Insuman comb® 15, 25 oder 50

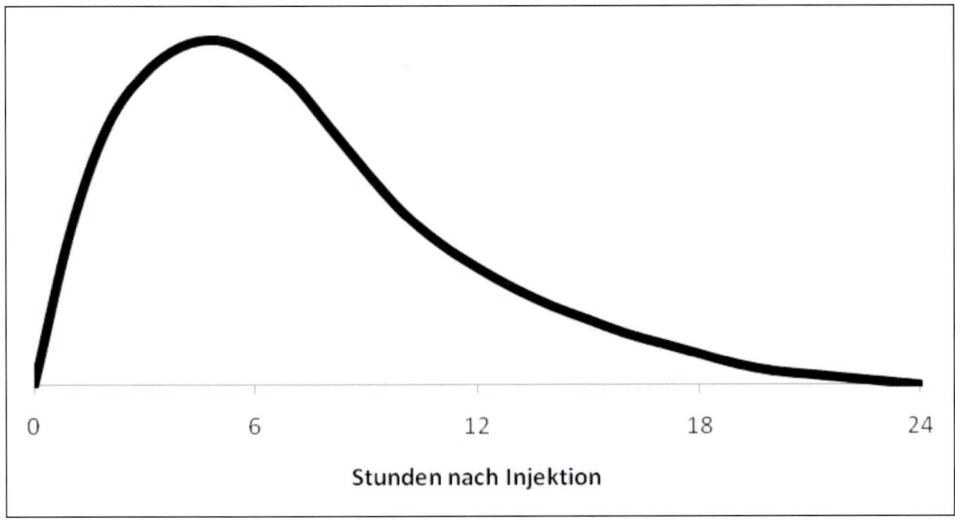

Abbildung 7: Wirkprofil von Verzögerungsinsulin

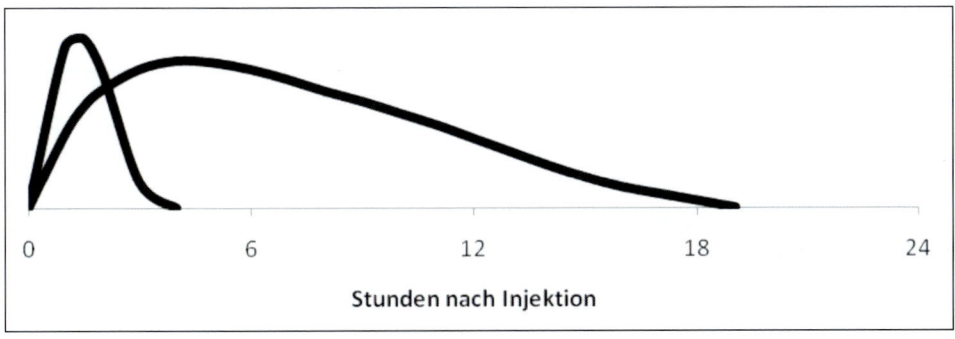

Abbildung 8: Wirkprofil von Mischinsulin

Analoginsuline (AI) sind gentechnisch veränderte Insuline. Sie haben dadurch einen sehr schnellen Wirkungseintritt und eine kurze Wirkdauer bzw. einen sehr verzögerten Wirkungsbeginn mit einer besonders langen Wirkdauer. Die Kostenerstattung muss unter Umständen mit der Krankenkasse geklärt werden.

Kurzwirksam

Novo Rapid®   Apidra®   Humalog®   Humalog 200®   Liprolog®

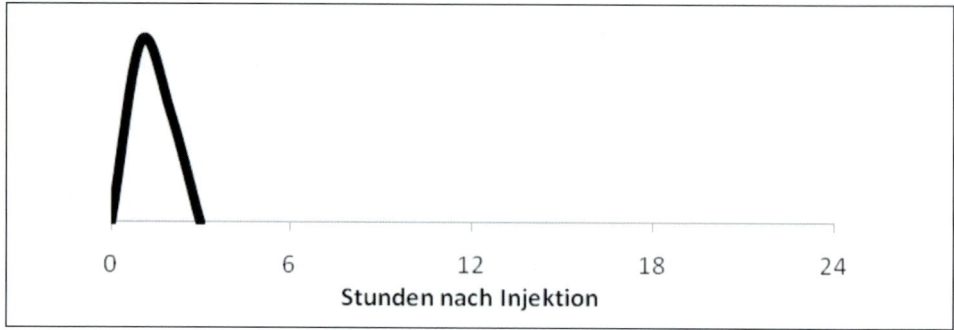

Abbildung 9: Wirkprofil von kurzwirksamen Analoginsulin

Langwirksam

Detemir. Gentechnisch verändertes Langzeit-Analoginsulin. Seine Wirkdauer soll 16 Stunden und länger betragen, ist jedoch dosisabhängig.

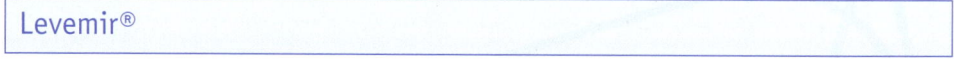

Levemir®

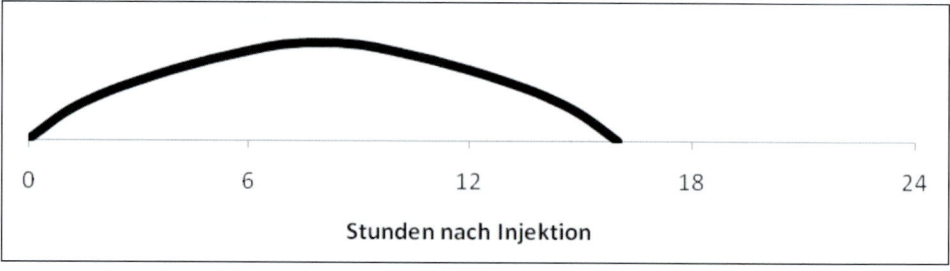

Abbildung 10:
Wirkprofil vom langwirksamen Analoginsulin Levemir®

Glargin. Gentechnisch verändertes Langzeit-Analoginsulin, das kein Wirkungsmaximum haben soll. Seine Wirkungsdauer beträgt 24 Stunden und länger.

Lantus®   Abasaglar®

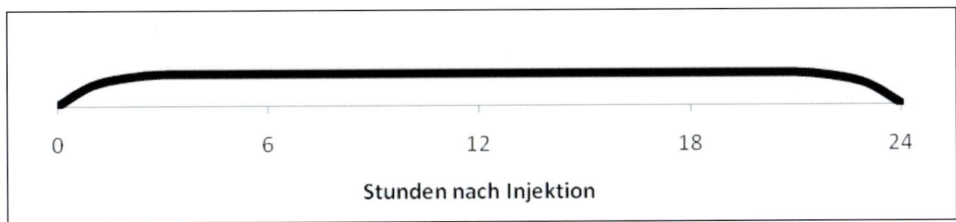

Abbildung 11:
Wirkprofil vom langwirksamen Analoginsulin Lantus®, Abasaglar®

Glargin. Hochkonzentriert

Toujeo® ist ein hoch konzentriertes Glargin, das in 1 ml Lösung 300 IE Insulin enthält. Seine Wirkdauer beträgt etwa 36 Stunden.

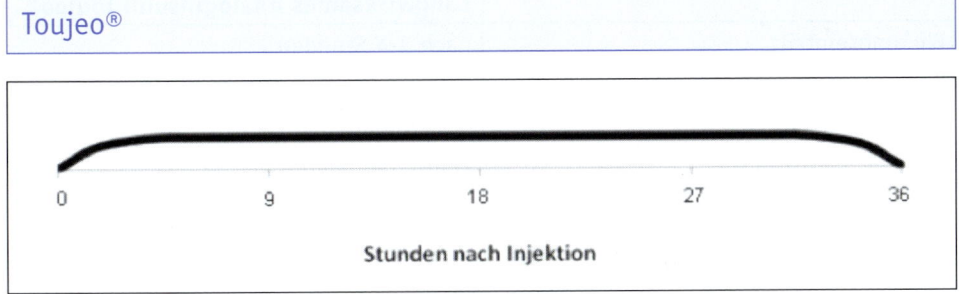

Abbildung 12:
Wirkprofil vom langwirksamen Analoginsulin Toujeo®

Tabelle 1:
Wirkungsablauf der Insuline

	Normalinsulin	Verzögerungs-insulin**	Mischinsulin
Wirkungseintritt	nach 15-30 Min.	nach 1-2 Stunden	nach 15-30 Min.
Wirkungsmaximum	nach 2 Stunden	nach 4-6 Stunden	nach 2-4 Stunden nach 4-6 Stunden
Wirkungsdauer*	4-6 Stunden	8-12 Stunden	8-12 Stunden
Spritz-Ess-Abstand	15-30 Min. (abhängig vom BZ, s. Tabelle)	Injektion unabhängig von Mahlzeiten	15-30 Min.

* größere Mengen wirken länger
** abhängig von Mischungsverhältnis

Tabelle 2:
Wirkungsablauf der Analoginsuline

	Kurzwirkendes Analoginsulin	Langwirksames Analoginsulin	
		Lantus®	Levemir®
Wirkungseintritt	sofort	nach 3-4 Stunden	nach ca. 2-3 Stunden
Wirkungsmaximum	nach 1 Stunde	keins	6-8 Stunden (dosisabhänggig)
Wirkungsdauer*	2-4 Stunden	24 Stunden	16 bis zu 24 Stunden
Spritz-Ess-Abstand	keiner (abhängig vom BZ)		

*   größere Mengen wirken länger

Tabelle 3: Wirkungsablauf von Toujeo®

	Langwirksames Analoginsulin Toujeo®
Wirkungseintritt	nach 3-4 Stunden
Wirkungsmaximum	Keins
Wirkungsdauer*	36 Stunden
Spritz-Ess-Abstand	keiner (abhängig vom BZ)

*   größere Mengen wirken länger

Spritz-Ess-Abstand

Der Spritz-Ess-Abstand ist die Zeit zwischen der Insulininjektion und der Einnahme der Mahlzeit.

Für Verzögerungsinsuline gilt in der Regel kein Spritz-Ess-Abstand, sie werden unabhängig von den Mahlzeiten gespritzt.

Bei Mischinsulinen wird normalerweise 15 bis 30 Minuten vor der Mahlzeit gespritzt. Wenn der Blutzucker über 250 mg/dl liegt, ist es ratsam, einen Spritz-Ess-Abstand von 45 bis 60 Minuten einzuhalten. Bei sehr niedrigen Blutzuckerwerten kann auf einen Spritz-Ess-Abstand verzichtet werden. Unter Umständen kann sogar erst unmittelbar nach der Mahlzeit gespritzt werden.

Tabelle 4:
Spritz-Ess-Abstand bei Normalinsulin

Blutzucker vor dem Essen	Empfohlener Spritz-Ess-Abstand bei kurzwirkendem Normalinsulin
unter 80 mg/dl	nach dem Essen spritzen
80 bis 120 mg/dl	unmittelbar vor dem Essen
121 bis 160 mg/dl	15 Min. vor dem Essen
161 bis 200 mg/dl	30 Min. vor dem Essen
201 bis 300 mg/dl	45 Min. vor dem Essen
über 300 mg/dl	60 Min. vor dem Essen

Für Normalinsuline hängt der empfohlene Spritz-Ess-Abstand vom Blutzuckerwert ab. Durch das Einhalten dieser Abstände können hohe Blutzuckerwerte nach der Mahlzeit vermieden werden. Es sollte nach dem Spritzen jedoch nicht länger als 60 Minuten mit dem Essen gewartet werden, da es sonst zu einer Unterzuckerung kommen kann.

In besonderen Situationen (z.B. unvorhergesehene Nahrungsaufnahme) kann auf die Einhaltung eines Spritz-Ess-Abstands verzichtet werden. Sogar eine Insulininjektion nach dem Essen ist dann möglich.

Da kurzwirksame Analoginsuline (Novo-Rapid®, Humalog®, Apidra®, Liprolog®) sehr schnell wirken, sollten bei normalen Blutzuckerwerten keine Spritz-Ess-Abstände eingehalten werden. Bei hohen Werten sollten zwischen der Injektion und dem Essen nicht mehr als 30 Minuten vergehen. Bei niedrigen Werten spritzt man nach der Mahlzeit.

Insulinkonzentration

Insuline gibt es in unterschiedlichen Konzentrationen. Die Insulinpatronen für die Insulinpens, Fertigpens und Insulinfläschchen enthalten in der Regel U-100-Insulin. Bei den jeweiligen Konzentrati-

45

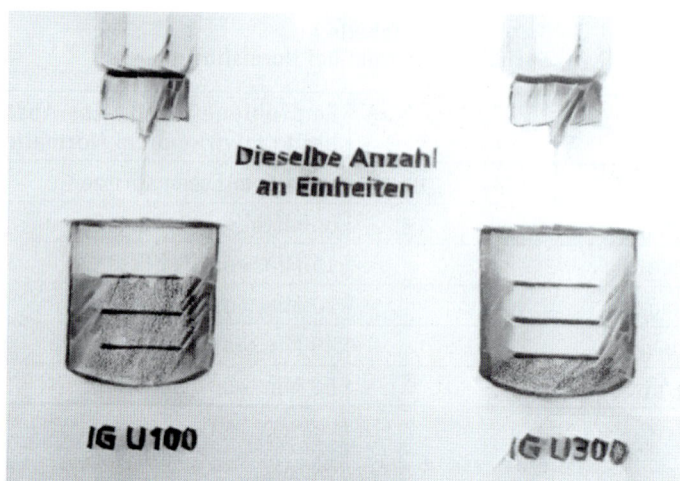

Abbildung 13: Mengenvergleich verschiedener Insulinkonzentrationen

onen verändert sich die Flüssigkeitsmenge bzw. der Insulingehalt pro ml Flüssigkeit (die Konzentration).

U-40 bedeutet, dass in 1 ml Flüssigkeit 40 IE (Einheiten) Insulin enthalten sind.
U-100 bedeutet, dass in 1 ml Flüssigkeit 100 IE (Einheiten) Insulin enthalten sind.
U-200 bedeutet, dass in 1 ml Flüssigkeit 200 IE (Einheiten) Insulin enthalten sind.
U-300 bedeutet, dass in 1 ml Flüssigkeit 300 IE (Einheiten) Insulin enthalten sind.

Die Insulinmenge wird je nach Insulinkonzentration weiter reduziert, bei U-300-Insulin um zwei Drittel der Flüssigkeitsmenge.

Durch die gesteigerte Insulinkonzentration wird die Oberfläche des Insulindepots verkleinert.

Das kompaktere Insulin bewirkt beim Verzögerungsinsulin (z.B. Toujeo®) eine langsamere Insulinfreisetzung.

Humalog® U 200 bzw. Liprolog® U 200 hat die gleiche Wirksamkeit wie das U-100-Insulin, jedoch bei halber Injektionsmenge. Dieses

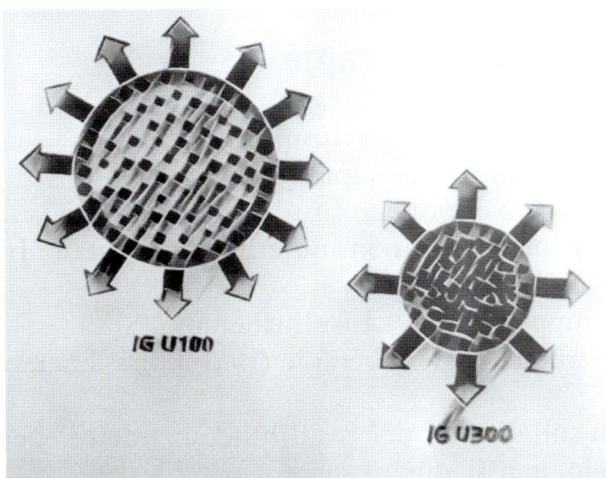

Abbildung 14: Freisetzung unterschiedlicher Insulinkonzentrationen

Insulin ist besonders geeignet, wenn man eine große Menge an Einheiten zu den Mahlzeiten spritzt.

Lagerung und Haltbarkeit von Insulin

Insulinvorräte müssen im Kühlschrank bei einer Temperatur zwischen 2 °C und 8 °C gelagert werden. Sie haben nur eine gewisse Haltbarkeit (siehe Verfallsdatum auf der Packung bzw. auf der Patrone). Insulin darf aber nicht eingefroren werden, sonst wird es unbrauchbar. Außerdem sollte man es nicht praller Sonneneinstrahlung aussetzen.

Das Insulin, das gerade benutzt wird, ist bei Zimmertemperatur etwa einen Monat haltbar. Falls das Insulin sein Aussehen verändert hat (z.B. flockig, schlierig, trübes Normalinsulin, Risse an der Flasche/ Patrone), sollte es nicht mehr benutzt werden.

> **Jeder Mensch mit Diabetes sollte die Namen seiner Insuline und deren Wirkungsprofil kennen.**

Formen der Insulintherapie

Es gibt verschiedene Arten der Insulintherapie:
- **C**onventionelle Insulintherapie (CT)
- **I**ntensivierte **c**onventionelle Insulintherapie (ICT)
- Insulinpumpentherapie (**c**ontinuierliche **s**ubcutane **I**nsulin-**I**nfusion) (CSII)
- Prandiale (**s**upplementäre) **I**nsulintherapie (SIT)
- **B**asal unterstützte **o**rale **T**herapie (Bed-Time-Therapie) (BOT)

Grundsätzlich soll die Art der Insulintherapie den Lebensverhältnissen und den eigenen Bedürfnissen entsprechen.

Bei Patienten mit Diabetes Typ 2 wird oft von den Ärzten zusätzlich zur Insulintherapie Metformin verordnet. Dadurch werden die Insulinwirkung und die Blutzuckerwerte verbessert.

Konventionelle Insulintherapie (CT)

Bei der konventionellen Insulintherapie spritzt man jeweils eine bestimmte Menge Mischinsulin vor dem Frühstück und vor dem Abendessen.

Bei einer zweimal täglich durchgeführten Therapie mit Mischinsulin kann man die Insulindosis nicht an unterschiedliche Nahrungsmenge oder körperliche Aktivität anpassen. Um stabile Blutzuckerwerte zu erreichen, sollten ca. alle drei Stunden kohlenhydrathaltige Lebensmittel gegessen werden. Die Mahlzeiten und Zwischenmahlzeiten müssen möglichst genau eingehalten werden. Das Essschema ist relativ starr. Trotzdem kommt es nach dem Essen oft zu hohen Blutzuckerwerten, die durch das Mischinsulin nicht so gut abgefangen werden können. Durch Auslassen oder größere zeitliche Verschiebungen von Mahlzeiten kann es zu Unterzuckerungen kommen.

Es stehen verschiedene Mischinsuline zur Verfügung, die unterschiedliche Anteile von schnell und langsam wirkendem Insulin ent-

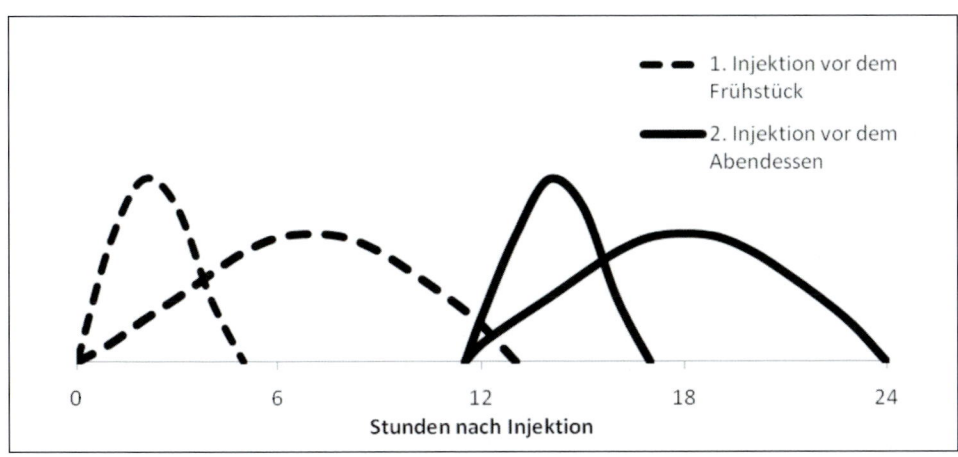

Abbildung 15: Wirkprofil der konventionellen Insulintherapie (CT)

halten. Es gibt auch Mischungen aus schnell wirksamem Analoginsulin und Verzögerungsinsulin, mit denen es zu einem geringeren Blutzuckeranstieg nach den Mahlzeiten kommt, Zwischenmahlzeiten entbehrlich werden können und der Spritz-Ess-Abstand reduziert werden kann.

Die konventionelle Insulintherapie eignet sich besonders für Personen, die einen gleichmäßigen Tagesablauf mit regelmäßigen Essgewohnheiten haben. Vorteil ist die nur zweimal tägliche Insulininjektion und die reduzierten Blutzuckermessungen. Viele Patienten empfinden das starre Essverhalten und den regelmäßigen Tagesablauf jedoch als einengend und unflexibel. Für sie gibt es die Möglichkeit der Korrektur zu hoher Blutzuckerwerte oder für zusätzlich aufgenommene Kohlenhydrate (BE): Sie spritzen zusätzlich eine bestimmte Menge an kurzwirksamem Insulin (Normalinsulin oder Analoginsulin).

Vorgehen bei der konventionellen Insulintherapie (CT)

- Zu Beginn legen Patient und Behandelnder Zielwerte für den Blutzucker fest. Die Werte sollen so gewählt werden, dass Unterzuckerungen und stark erhöhte Blutzuckerwerte möglichst vermieden werden. Es soll die Lebenssituation (z.B. berufliche

Anforderungen, Tagesablauf) berücksichtigt werden. Außerdem sollen Sie sich bei dem Erreichen des Zielwerts wohl fühlen. Dieser Zielwert sollte vor dem Essen erreicht werden. Die Blutzuckerwerte nach dem Essen sind natürlich deutlich höher (um ca. 40-60 mg/dl).

- Das Mischinsulin wird zweimal täglich gespritzt, vor dem Frühstück und vor dem Abendessen.

- Die Menge des Mischinsulins bleibt zumeist konstant. Sie kann aber auch nach einem Schema gespritzt werden. Dabei können die Essenszeiten und die Essensmengen nur wenig verändert werden. Die Insulinmengen werden zu Beginn der Behandlung vom Arzt festgelegt.

- Niedrige Blutzuckerwerte (unter 80 mg/dl) müssen durch den kurzfristigen Verzehr zusätzlicher Kohlenhydrate ausgeglichen werden. Zu hohe Blutzuckerwerte können beim nächsten Spritzen mit einer erhöhten Insulindosis korrigiert werden. Treten häufig sehr niedrige Blutzuckerwerte auf, sollte die Insulindosis verringert werden.

- Bei nicht stabilen Blutzuckerverhältnissen sollte man vor dem Schlafengehen den Blutzucker testen und bei niedrigen Werten noch ein oder zwei BE zu sich nehmen.

Intensivierte konventionelle Insulintherapie (ICT)/ Basis-Bolus-Therapie

Diese Therapieform nähert sich der natürlichen Insulinfreisetzung im Körper an und ist besonders günstig für Patienten mit Insulinmangel (z.B. bei Diabetes Typ 1 oder Typ 2). Die gesunde Bauchspeicheldrüse gibt fortlaufend eine geringe Insulinmenge für den Grundbedarf ab. Zu den Mahlzeiten stellt die Bauchspeicheldrüse größere Mengen an Insulin zur Verfügung, um die verzehrten Kohlenhydrate zu verstoffwechseln. Der Blutzucker wird auf diese Weise schnell wieder in den Normalbereich gesenkt.

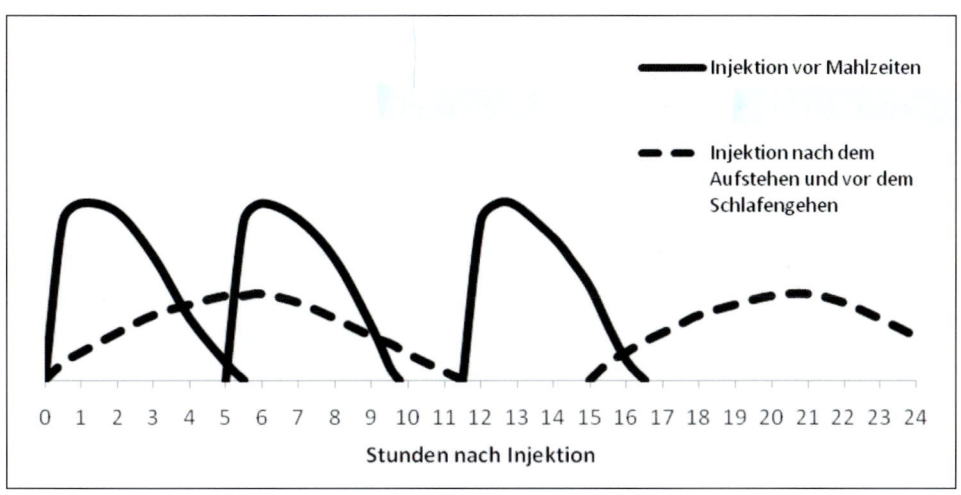

Abbildung 16:
Wirkprofil der intensivierten Insulintherapie

Bei der ICT wird mehrmals täglich (meistens ein- bis dreimal) ein Verzögerungsinsulin gespritzt, um den Grundbedarf an Insulin abzudecken (Basis). Hierfür kommen NPH-Verzögerungsinsuline (Wirkdauer etwa 12 Stunden), Detemir (Levemir®, Wirkdauer ca. 16 Stunden) oder Glargin (Lantus®, Wirkdauer 24 Stunden) in Betracht. Zu den Mahlzeiten wird zusätzlich ein kurzwirksames Insulin (Normalinsulin oder Analoginsulin) gespritzt (Bolus). Höchstens 50 Prozent der täglichen Insulinmenge sollten aus Verzögerungsinsulin bestehen, sonst erhöht sich die Unterzuckerungsgefahr.

Vorteil dieser Art der Insulintherapie ist, dass Mahlzeiten flexibel eingenommen werden können. Ein starres Essschema mit festgelegten Berechnungseinheiten für Insulin (BE) ist nicht erforderlich. Mit Hilfe von Arzt oder Diabetesberater kann ein so genannter BE-Faktor ermittelt werden. Der Patient spritzt für jede BE, die er zu sich nimmt, eine bestimmte Menge an schnell wirkendem Insulin. Es ist also egal, ob viel oder wenig BE gegessen werden, da die Insulinmenge der jeweiligen Essmenge angepasst wird.

Bei dieser Therapieform muss vor jeder Mahlzeit der Blutzucker kontrolliert werden. Ein so genannter Korrekturfaktor hilft, zu

1 IE $\hat{=}$ 1,6 ~~mg/dl~~ mmol/l

hohe Blutzuckerwerte zu korrigieren. Er sagt aus, um wie viel der Blutzucker durch eine Einheit Insulin gesenkt wird. Der Wert des Korrekturfaktors liegt oft bei 30 mg/dl, ist aber individuell und zu unterschiedlichen Tageszeiten verschieden. Zur Korrektur kommt ebenfalls ein schnell wirksames Insulin in Frage.

Auch andere Faktoren, die sich auf den Blutzucker auswirken (z.B. körperliche Aktivität), können bei der ICT berücksichtigt werden. Diese Behandlungsmethode erlaubt ein hohes Maß an Flexibilität, erfordert jedoch auch eine große Eigenverantwortlichkeit. Eine gründliche Schulung ist unbedingt erforderlich.

Vorgehen bei der ICT

- In Absprache mit dem Behandelnden werden Zielwerte für den Blutzucker festgelegt. Die Werte werden so gewählt, dass sowohl Unterzuckerungen als auch Spätfolgen möglichst vermieden werden. Ebenso wird die Lebenssituation berücksichtigt, denn Sie sollen sich bei diesem Zielwert wohl fühlen. Dieser Zielwert sollte vor dem Essen erreicht werden. Die Blutzuckerwerte nach dem Essen sind natürlich deutlich höher.

- Vor jeder Hauptmahlzeit und vor dem Schlafengehen sind Blutzuckerkontrollen erforderlich.

- Abhängig vom gemessenen Blutzuckerwert wird ein kurz wirksames Insulin gespritzt. Die Insulindosis wird abhängig von der BE-Menge der jeweilen Mahlzeit und vom Korrekturfaktor für den aktuellen Blutzuckerwert errechnet.

- Vor dem Schlafengehen, und meistens auch morgens, wird ein lang wirkendes Insulin gespritzt, um den Bedarf an Basisinsulin auszugleichen.

Insulinpumpentherapie (CSII)

Eine Insulinpumpe hat etwa die Größe einer Zigarettenschachtel: Mittels Katheter (ein dünner Schlauch mit Nadel) werden aus ihr permanent kleinste Mengen Normalinsulin/Kurzzeit-Analoginsulin in das Unterhautfettgewebe befördert. Zu den Mahlzeiten ruft der Pumpenträger zusätzlich Normalinsulin entsprechend der geplanten Essensmenge ab. Zuvor muss er den Blutzucker messen, denn die Insulinpumpe kann keinen Blutzucker testen! Inzwischen gibt es Blutzucker-Messgeräte, die per Funk den ermittelten Blutzuckerwert an die Insulinpumpe übertragen (Closed-loop-System). Im Gegensatz zur intensivierten Insulintherapie mit Injektionen von kurz wirksamem Insulin und Verzögerungsinsulin verwendet die Pumpe nur kurz wirksames Insulin.

Eine Insulinpumpentherapie bezahlen die Krankenkassen in der Regel nur bei Menschen mit einem Diabetes Typ 1. Aufgrund der hohen Behandlungskosten müssen besondere Gründe für die Bewilligung vorliegen:
- Schwangerschaft bei Diabetes;
- Komplikationen, bei denen eine besonders gute Stoffwechsellage wichtig ist (z.B. fortgeschrittene Nervenschädigung in den Füßen);

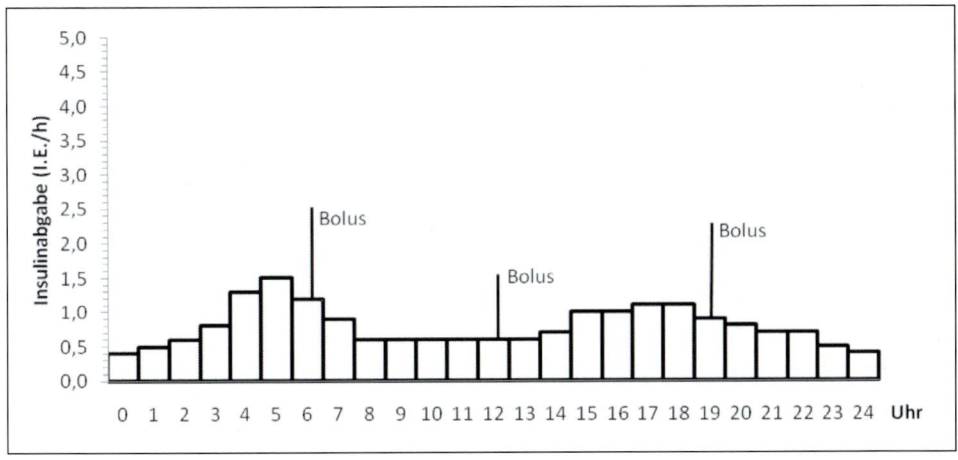

Abbildung 17:
Wirkprofil des Insulins bei der Insulinpumpentherapie

53

- erhöhter Insulinbedarf in den Morgenstunden (so genanntes Dawnphänomen);
- ICT führt trotz Ausschöpfung von therapeutischen Möglichkeiten nicht zu den vereinbarten Therapiezielen;
- besondere berufliche Anforderungen (z.B. Schichtarbeit).

Durch die Insulinpumpe besteht ein erhöhtes Risiko für Stoffwechselentgleisungen. Zudem wird die Insulinpumpe von manchen Patienten als Fremdkörper erlebt.

Bevor er eine Pumpentherapie beginnt, muss der Patient sechs Monate lang erfolgreich eine ICT durchführen, denn er muss bei Problemen selbstständig von der Pumpe auf die ICT umsteigen können. Zudem muss er an einer speziellen Pumpen-Schulung teilnehmen. Hier lernt er unter anderem den Insulinkatheter zu wechseln, der alle ein bis zwei Tage neu gelegt werden muss. An der Kathetereintrittsstelle besteht ein erhöhtes Infektionsrisiko, das durch regelmäßige Katheterwechsel und andere Hygienemaßnahmen reduziert werden muss.

Closed-Loop-Systeme

Mittlerweile steht das erste so genannte Closed-Loop-System vor der Zulassung für den deutschen Markt. Es führt die automatisierte ständige Blutzuckermessung und Insulinabgabe zusammen. Das System besteht aus einem Sensor, der die Glukosekonzentration im Unterhautfettgewebe misst, einer Insulinpumpe und einem Infusionsset, das die Pumpe mit dem Körper verbindet. Vom Sensor wird die Glukosekonzentration im Fünf-Minuten-Intervallen gemessen. Von der Insulinpumpe wird automatisch eine an den Wert angepasste Dosis Insulin abgegeben beziehungsweise bei niedrigen Blutzuckerwerten die Insulinzufuhr unterbrochen. Der Patient muss aber den Umfang der geplanten Kohlenhydrat-Aufnahme in das System eingeben. Ein Smartphone oder ein separates CGM-System sind nicht notwendig.

Eine mögliche Kostenübernahme durch die Krankenkassen ist noch nicht geregelt.

Prandiale (Mahlzeiten-bezogene) Insulintherapie (SIT = Supplementäre Insulintherapie)

Dabei wird ein Normalinsulin oder ein kurzwirkendes Analoginsulin gespritzt, um eine kohlenhydratreiche Mahlzeit abzudecken. Diese Insulintherapie kann durchgeführt werden, wenn die Insulineigenproduktion noch teilweise erhalten ist.

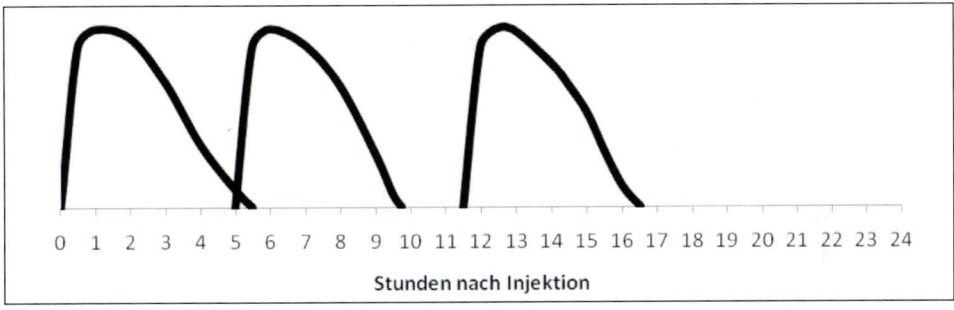

Abbildung 18:
Wirkprofil des Insulins bei der prandialen Insulintherapie

Bed-Time-Therapie (BOT = Basalunterstützte orale Therapie)

Bei dieser Therapie, die unabhängig von den Mahlzeiten ist, injiziert man Verzögerungsinsulin zur Nacht beziehungsweise Langzeit-Analoginsulin am Morgen oder vor dem Zubettgehen. Ziel dieser Therapie ist, optimale Nüchtern-Blutzuckerwerte zu erreichen.

Bestimmung von Therapiezielen

Jeder Mensch mit Diabetes legt für sich bestimmte Therapieziele fest. Dazu zählen z.B. Blutzuckerwerte, HbA_{1c}-Wert, Blutdruckwerte oder Körpergewicht, aber auch eine gute Lebensqualität. Diese Festlegung kann sehr bewusst und im Gespräch mit anderen Menschen geschehen. Vielfach legen Betroffene aber auch unbewusst Erfolgskriterien für die Behandlung ihres Diabetes fest, die zum Maßstab ihrer täglichen Behandlung und ihres täglichen Umgangs mit der Erkrankung werden.

Um die persönlichen Behandlungsziele festzulegen, kann sich Ihr behandelnder Arzt gut an den Leitlinien der wissenschaftlichen Fachgesellschaften (Deutsche Diabetes Gesellschaft, Nationale Versorgungsleitlinie Diabetes, NVL) orientieren. Sie erklären die idealen Behandlungsziele nach dem aktuellen wissenschaftlichen Kenntnisstand.

Für den einzelnen Betroffenen kann es persönliche Behandlungsziele geben, die von den wissenschaftlichen Empfehlungen abweichen. Dies kann medizinische Gründe haben (z.B. Blutungsgefahr bei schweren Veränderungen des Augenhintergrunds, Unterzuckerungswahrnehmungsstörung, fortgeschrittene koronare Herzkrankheit) oder auch psychosoziale (z.B. Berücksichtigung besonderer Lebensumstände, Abwägen mit anderen Lebenszielen). Es kann auch vorkommen, dass berufliche Erfordernisse gegen allzu niedrige Blutzuckerwerte sprechen. Schließlich gibt es Menschen mit Diabetes, die sich bei niedrigen Blutzuckerwerten körperlich sehr unwohl fühlen. Ihre persönlichen Behandlungsziele sollten Sie im Gespräch mit Ihren Behandelnden klären. Es sollten diejenigen Blutzucker- und HbA_{1c}-Werte verabredet werden, die durch die Behandlung realistischerweise erreicht werden können.

Es gibt Menschen mit Diabetes, bei denen eine psychische Erkrankung für hohe Blutzuckerwerte verantwortlich ist. Diese Patienten, die unter Umständen an einer Angsterkrankung oder an einer Depression leiden, können von einer psychiatrischen oder psychotherapeutischen Behandlung profitieren (siehe Kapitel 4: Seelische Belastungen, Seite 167 ff.).

Spritztechnik

Da Insulin in Tablettenform unwirksam ist, muss es durch die Haut in den Körper gebracht werden. Mit korrekter Spritztechnik gestaltet sich die Insulininjektion komplikationslos und fast schmerzfrei. Dazu gibt es heute verschiedene Injektionshilfen, so genannte „Pens" (siehe Abbildung 19). Die meisten sind in Form und Größe einem Füllfederhalter ähnlich. Es gibt wiederverwendbare Pens, deren Pa-

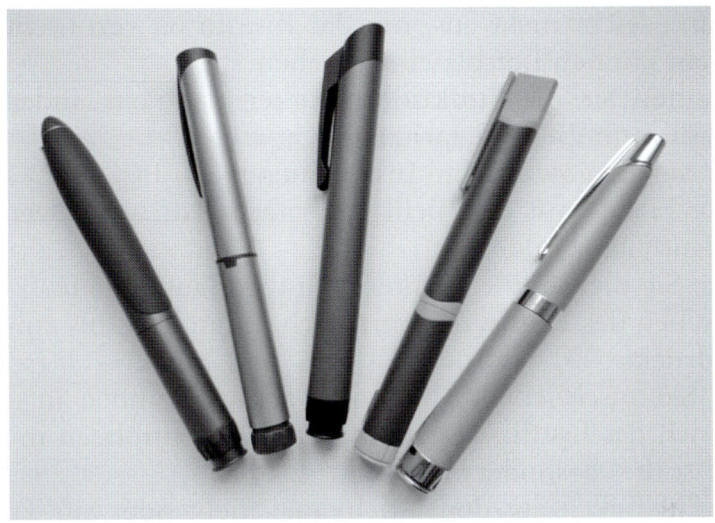

Abbildung 19:
Verschiedene Insulinpens

trone austauschbar ist, oder Fertig- bzw. Einwegpens, bei denen die Patrone fest eingebaut ist.

Insulin wird in das Unterhautfettgewebe gespritzt. Um langfristig Hautveränderungen (Fettgewebswachstum, Verhärtungen) zu vermeiden, sollte die Injektionsstelle regelmäßig gewechselt werden. Geeignete Stellen sind Bauch, Oberschenkel und Gesäß. Ausgelassen werden sollten
- die Region zwei Zentimeter um den Bauchnabel herum,
- eine Hand breit oberhalb der Leiste,
- eine Hand breit oberhalb des Knies,
- blaue Flecken, Verhärtungen, Hautveränderungen, Narben, Pickel und Hautreizungen.

Vorgehen bei der Insulininjektion mit dem Pen

- Reinigen Sie sich vorher die Hände. Die Desinfektion der Haut ist nicht nötig, da im Insulin keimtötende Stoffe enthalten sind.
- Bei einem Misch- oder Verzögerungsinsulin muss der Pen ca. zehnmal hin und her geschwenkt werden. Einfaches Rollen in

der Hand reicht nicht aus, um das Insulin zu vermischen. Beim Schütteln können Luftblasen entstehen.

- Überprüfen Sie die Funktionsfähigkeit des Pens, indem Sie ca. 2 IE Insulin in die Luft spritzen.
- Stellen Sie die gewünschte Insulinmenge am Pen ein.
- Mit der Hand, mit der nicht gespritzt wird, wird (wenn nötig) eine Hautfalte gebildet.
- Stechen Sie die Kanüle senkrecht in die Hautfalte ein.
- Der Kolben des Pens wird ganz nach unten bzw. bis zum Einrasten gedrückt.
- Lassen Sie anschließend die Nadel zehn Sekunden in der Haut, damit sich das Insulin verteilen kann. Bei Luftblasen in der Kartusche ist dies besonders wichtig.
- Wenn Flüssigkeit aus dem Stichkanal fließt oder ein Tropfen an der Nadel bleibt, darf nicht nachgespritzt werden, da man nicht abschätzen kann, um wie viel Insulin es sich handelt. Meistens ist es weniger als eine Einheit.
- Wechseln Sie die Nadel nach jeder Insulininjektion. Es handelt sich um Einmalartikel, die nur im Notfall mehrmals benutzt werden sollten.

Es gibt verschiedene Nadellängen für den Pen:
- 4, 5 oder 6 mm für Kinder/Jugendliche,
- 4, 5, 6 und 8 mm für Erwachsene

Vorsorgeuntersuchungen und Folgeerkrankungen

Ist der Blutzucker über längere Zeit erhöht, kann es zu Veränderungen an den Blutgefäßen und den Nerven kommen: Diese werden als diabetische Folgeerkrankungen bezeichnet. Andere Risikofaktoren wie Bluthochdruck, erhöhte Blutfette und Rauchen tragen mit dazu bei, dass solche Folgekrankheiten entstehen.

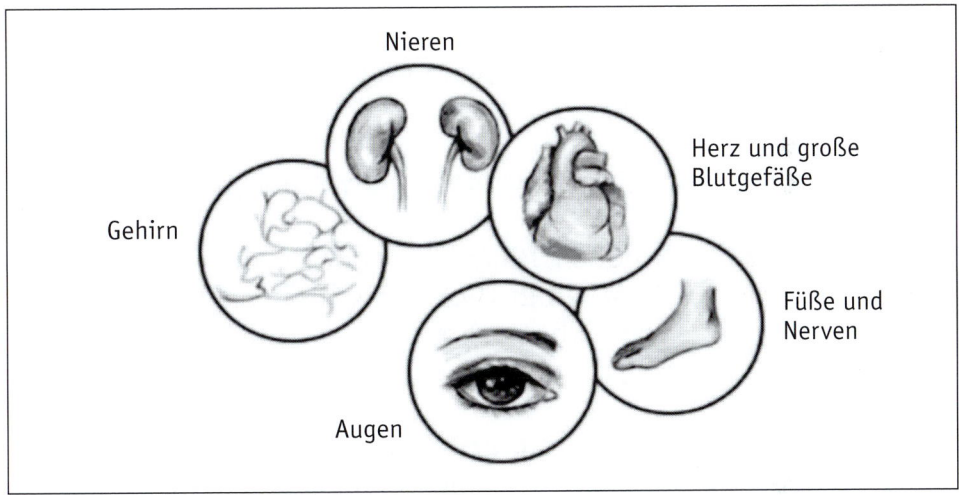

Abbildung 20:
Folgeerkrankungen treten an den unterschiedlichsten Organen auf

Insbesondere im Anfangsstadium können die meisten Folgeerkrankungen noch durch eine konsequente und gute Behandlung der erhöhten Blutzuckerwerte und ggf. der anderen Risikofaktoren (siehe Abschnitt: Risikofaktoren für Gefäßerkrankungen beim Diabetes, Seite 73 ff.) gebessert bzw. hinausgezögert werden. Da einige Folgeerkrankungen zunächst keine oder nur wenig Beschwerden verursachen, ist es wichtig, frühzeitig und regelmäßig Vorsorgeuntersuchungen durchführen zu lassen.

Die Gefäßveränderungen betreffen sowohl die großen als auch die kleinen arteriellen Gefäße, welche den Körper und die Organe mit nähr- und sauerstoffreichem Blut versorgen. In diesen Gefäßen be-

59

steht ein höherer Blutdruck als im venösen Gefäßsystem, welches das „verbrauchte" Blut zum Herzen zurückführt und kaum von diabetesbezogenen Veränderungen betroffen ist. An den großen Arterien kommt es über eine Schädigung der Gefäßinnenhaut zu Entzündungs- und Ablagerungsprozessen (im Volksmund: „Gefäßverkalkungen"), welche im Verlauf Gefäßverengungen und damit Durchblutungsstörungen verursachen können.

Bei den kleinen Gefäßen kommt es meist zu Undichtigkeiten der Gefäßwände (Mikroangiopathie). Eiweiße und Blut können austreten und so die Versorgung und die Funktion der betroffenen Gewebe stören. Hiervon sind meist Augen und Nieren betroffen.

Erkrankung des Augenhintergrundes (Retinopathie)

Durch den chronisch hohen Blutzucker werden die kleinen Netzhautgefäße im Auge geschädigt. Das Fortschreiten dieser Veränderungen kann (insbesondere beim Auftreten von Blutungen) zu Sehbehinderungen bis zur Erblindung führen.

Veränderungen des Augenhintergrundes bereiten keine Schmerzen. Auch das Sehvermögen bleibt zunächst unverändert. Jährliche augenärztliche Untersuchungen sind bei Diabetes deshalb unbedingt erforderlich, abhängig vom augenärztlichen Befund eventuell auch häufiger. Den Augenhintergrund kann man nur bei weit getropften Pupillen genau untersuchen.

Mit guten Blutdruck- und niedrigen Blutzuckerwerten kann man die Veränderungen günstig beeinflussen. Um Blutungen aus den Netzhautgefäßen zu verhindern, sind bei bestimmten Befunden des Augenhintergrundes Laserbehandlungen angezeigt. Eine Laserbehandlung kann in den meisten Fällen verhindern, dass sich das Sehvermögen verschlechtert oder dass man erblindet. Die Netzhauterkrankung kann dadurch jedoch nicht geheilt werden. Durchblutungsfördernde Medikamente helfen bei der diabetischen Retinopathie nicht. Bei fortgeschrittenen diabetischen Netzhautveränderungen sind allerdings sehr niedrige Blutzuckerwerte und rasch abgesenkte überhöhte Werte ungünstig, weil sie die Retinopathie verschlimmern können. Sie sind daher zu vermeiden.

Erkrankung der Niere (Nephropathie)

Als Spätfolge des Diabetes können Veränderungen der Nieren (diabetische Nephropathie) auftreten. Die Nierenerkrankung besteht fast immer beidseitig und kann unbehandelt zum Nierenversagen führen und damit eine Dialysebehandlung (Blutwäsche an der künstlichen Niere) erforderlich machen.

Normalerweise ist der Urin nahezu eiweißfrei (weniger als 20 mg/l im Urin), da die Niere Eiweißmoleküle mit ihrer Filterfunktion zurückhält. Ist der Filterapparat der Niere (ähnlich einem feinporigen Kaffeefilter) in Folge des Diabetes beschädigt (Poren des Filters vergrößern sich bzw. Filterpapier reißt ein), können Eiweißmoleküle (z.B. Albumin) in den Urin übertreten und dort nachgewiesen werden. Eiweißausscheidungen im Urin sind also ein Hinweis auf eine diabetische Nephropathie. Je nachdem, ob sich wenig oder viel Eiweiß im Urin befindet, spricht man von einer Mikro- oder Makroalbuminurie. Bei positivem Eiweißnachweis sollten jedoch zu Beginn andere Nierenerkrankungen ausgeschlossen werden, z.B. Entzündungen.

Die diabetische Nierenerkrankung bereitet keine Schmerzen oder Beschwerden, so dass sie ohne gezielte Untersuchung nicht entdeckt werden kann. Mit speziellen Teststreifen (z.B. Micraltest®) kann Eiweiß im Urin bereits in kleinen Mengen entdeckt werden. Die Nierenwerte im Blut (Kreatinin, Harnstoff) steigen erst viel später an, wenn die Niere schon erheblich geschädigt ist. Deshalb sollte mindestens einmal im Jahr der Urin auf Eiweiß untersucht werden. Optimal ist eine Untersuchung des Morgenurins an drei Tagen innerhalb einer Woche. Liegt eine Mikroalbuminurie vor, sollte die Albuminausscheidung einmal im Quartal bestimmt werden. Der Kreatininwert im Blut sollte einmal im Jahr bestimmt werden.

Im Frühstadium der Nierenerkrankung mit einer geringen Eiweißausscheidung (Mikroalbuminurie) kann der Verlauf noch gestoppt bzw. verlangsamt werden. Für die Behandlung ist neben einer möglichst guten Blutzuckereinstellung eine optimale Blutdrucktherapie wichtig. Die oberen (systolischen) Blutdruckwerte sollten unbedingt unter 130 mmHg liegen, die unteren (diastolischen) unter 80 mmHg. In der Regel müssen dazu blutdrucksenkende Medikamente (z.B. ACE-Hemmer, Betablocker, Diuretika) eingenommen werden. Bei Rauchern schreitet die Nierenerkrankung schneller fort, da die Inhaltsstoffe der Zigarette die Blutgefäße der Niere verengen und dadurch die Belastung für die kleinen Blutgefäße ansteigt. Insbesondere bei starken Eiweißausscheidungen sollte ein Nierenfacharzt (Nephrologe) hinzugezogen werden.

Nur bei fortgeschrittener Nephropathie sind Veränderungen in der täglichen Ernährung (z.B. Eiweißzufuhr begrenzen) erforderlich. Eine Ernährungsberatung sollte durch den Nierenfacharzt eingeleitet werden. Bei drohender Dialyse oder auch nach Beginn einer Dialysebehandlung kann eine Nierentransplantation erwogen werden, ggf. kombiniert mit einer Bauchspeicheldrüsentransplantation. Hierzu ist die Vorstellung bei einem Transplantationszentrum erforderlich.

Erkrankungen der großen Gefäße (Makroangiopathie)

Bei den großen Gefäßen wird durch chronische Entzündung der Gefäßinnenhaut und durch blutdruckbedingte Schädigung (besonders an Gefäßgabelungen und den Außenkurven bei geschlängeltem Gefäßverlauf) die Gefäßinnenhaut undicht. Die Gefäßwand quillt auf und „Abfallstoffe" der chronischen Entzündungsreaktion (wie z.B. Cholesterin) werden eingelagert. Die Gefäßwand verdickt sich dadurch, verliert ihre Elastizität und es kann zu einer Einengung des Gefäßquerschnittes kommen. Volkstümlich spricht man von „Gefäßverkalkung". Bei größeren Defekten der Gefäßinnenhaut aktiviert der Körper zudem zur Reparatur des vermeintlichen Gefäßleckes die Blutgerinnung und die Blutplättchen im Bereich der verletzten Gefäßinnenhaut verklumpen. Diese Gerinnsel können dann ein ggf. schon vorher verengtes Gefäß gänzlich verstopfen (Thrombose) oder, wenn sie vom Blutstrom mitgerissen werden, in ein kleineres Gefäß geschwemmt werden und dieses wie ein Korken verschließen (Embolie).

Bei einer langsamen Gefäßverengung bemerken die Betroffenen häufig zunächst nichts, da die Gefäße eine große Reserve aufweisen, d.h. sie sind im Querschnitt größer angelegt als unbedingt nötig. Je nach körperlicher Belastung kann sich im Verlauf jedoch ein Sauerstoffmangel durch Schmerzen bemerkbar machen, welche bei Belastung auftreten und in Ruhe wieder verschwinden. Diese belastungsbedingten Beschwerden sind wichtige Warnsymptome für Durchblutungsstörungen und sollten von den Betroffenen unbedingt beachtet werden, damit weitere Diagnostik und Therapie Schlimmeres verhindern kann.

Durch den wiederkehrenden Sauerstoffmangel des Gewebes hinter einer Gefäßengstelle wird die Neubildung von „Umgehungsgefäßen" (sog. Kollateralen) angeregt. Bleibt dem Körper genug Zeit (d.h. wenn die Gefäßverengung langsam genug voranschreitet), können auch hochgradige Verengungen oder sogar ein vollständiger Gefäßverschluss folgenlos bleiben, da der Körper sich selbst Umgehungsgefäße (Bypässe) angelegt hat.

Besonders betroffen von den Durchblutungsstörungen der großen Gefäße sind das Herz, das Gehirn und die Beine. Patienten mit einem Metabolischen Syndrom haben oft schon bei Diagnosestellung des Diabetes eine so genannte Makroangiopathie.

Koronare Herzkrankheit (KHK)

Bei einer koronaren Herzkrankheit sind die Herzkranzgefäße eingeengt, die den Herzmuskel mit Sauerstoff versorgen. Kommt es aufgrund einer fortschreitenden Einengung zu einem Verschluss eines Herzkranzgefäßes, ereignet sich ein Herzinfarkt. Herzmuskelgewebe stirbt ab.

> **Typische Beschwerden einer koronaren Herzerkrankung und Warnzeichen eines Herzinfarktes:**
> - Schmerzen hinter dem Brustbein links, die oft in den linken Arm, die linke Schulter oder in den Kiefer ausstrahlen,
> - Engegefühl im Brustkorb, besonders links,
> - Luftnot, insbesondere bei Belastung,
> - manchmal Schmerzen im Oberbauch, gelegentlich verbunden mit Übelkeit und Erbrechen

Diese Beschwerden sind nicht in jedem Fall vorhanden, die Symptome können vielfältig sein. Wenn die Beschwerden nur vorübergehend unter Belastung auftreten und sich in Ruhe zurückbilden, spricht man von Angina pectoris. Diese kann ein Vorbote eines Herzinfarktes sein, insbesondere wenn die Beschwerden schnell zunehmen und bei immer geringerer Belastung zu beobachten sind. In diesem Fall sollte rasch eine weitere Diagnostik und Therapie erfolgen. Manche Menschen mit Diabetes verspüren bei der koronaren Herzerkrankung und sogar bei einem Herzinfarkt keinerlei Schmerzen und erleiden einen so genannten stummen Infarkt. Auch bei Frauen ist die Symptomatik oft nicht so typisch. Schmerz kann fehlen, dafür stehen häufig Luftnot oder Übelkeit im Vordergrund. Bei Verdacht auf einen Herzinfarkt muss sofort der Notarzt verständigt werden!

Bei Menschen mit Diabetes sollte zur Vorsorge einmal im Jahr ein EKG geschrieben werden. Eine noch bessere Aussagekraft hat ein Belastungs-EKG. Je nach Befund sind zusätzliche Untersuchungen wie eine Ultraschalluntersuchung des Herzens (Echokardiographie) oder eine Herzkatheteruntersuchung (Koronarangiographie) sinnvoll. Beim Vorliegen einer koronaren Herzkrankheit hat sich die Behandlung mit so genannten Betablockern und mit Acetylsalicylsäure (ASS) bewährt. Sie wirkt einem weiteren Fortschreiten entgegen, Herzinfarkte können dadurch verhindert werden. Besonders wichtig ist auch das Nichtrauchen.

Schlaganfall (Apoplex)

Kommt es zu Einengungen von Gefäßen, die zum Gehirn führen, kann ein Schlaganfall die Folge sein.

Warnzeichen eines Schlaganfalls:
- Gefühlsstörungen
- Lähmungen
- Gleichgewichtsprobleme
- starker Schwindel
- plötzliche Sehstörungen, Doppelbilder
- Hörstörungen
- Sprachstörungen
- starke Kopfschmerzen

Gelegentlich können sich die Symptome nach kurzer Zeit wieder zurückbilden, oft handelt es sich dann aber um Vorboten eines Schlaganfalls. Eine schnelle ärztliche Abklärung ist unbedingt erforderlich. Bei Verdacht auf einen Schlaganfall ist sofort der Notarzt anzufordern!

Einengungen der hirnversorgenden Gefäße lassen sich durch Ultraschalluntersuchungen (Doppler/Duplex) am Hals feststellen, gelegentlich sind Katheteruntersuchungen angezeigt.

Periphere arterielle Verschlusskrankheit (pAVK)

Auch die Beine können von Durchblutungsstörungen betroffen sein. Die großen Beinschlagadern werden eingeengt, die Sauerstoffversorgung ist herabgesetzt. In Ruhe reicht die Durchblutung oft noch aus, so dass Beschwerden nur unter Belastung auftreten. Nach einer gewissen Gehstrecke treten z.B. immer wieder krampfartige Schmerzen der Unterschenkel auf, die durch eine kurze Pause wieder verschwinden. Mit zunehmender Gefäßverengung wird die beschwerdefrei zurücklegbare Gehstrecke immer kürzer, umgangs-

65

sprachlich spricht man dann von der so genannten „Schaufenster-krankheit". Ist die Gefäßerkrankung weit fortgeschritten, können auch Ruheschmerzen und später Geschwüre an den Beinen entstehen. Auf Grund einer gleichzeitigen Folgeerkrankung an den Nerven kann die arterielle Verschlusskrankheit bei Personen mit Diabetes ohne Schmerzen vorliegen. Einmal im Jahr sollte deshalb die Fußdurchblutung überprüft werden. Dazu werden die Fußpulse getastet. Eventuell sind Ultraschalluntersuchungen oder Katheteruntersuchungen der Beinschlagadern erforderlich.

Um zu verhindern, dass die Gefäßeinengungen fortschreiten, sind bei allen Erkrankungen der großen Gefäße gute Blutzuckerwerte und gute Blutdruckwerte hilfreich. Die Blutfettwerte sollten möglichst normal sein.

Ein besonders schwerwiegender Risikofaktor ist das Rauchen. Es bewirkt besonders bei Menschen mit Diabetes ein rasches Fortschreiten der Gefäßerkrankungen. Nikotinverzicht ist eine außerordentlich wirksame Behandlungs- und Vorsorgemaßnahme.

Wenn Verengungen der Blutgefäße vorliegen, sind blutverdünnende Medikamente angezeigt (Wirkstoff Acetylsalicylsäure, Präparatenamen u.a. ASS® 100, Aspirin® 100). In fortgeschrittenen Stadien können Bypass-Operationen oder Gefäßaufdehnungen mittels eines Ballons mit oder ohne Einbringen einer Gefäßstütze (Stent) sinnvoll sein. Manchmal sind Operationen an der Halsschlagader erforderlich, um Gefäßablagerungen zu entfernen.

Erkrankung der Nerven (Neuropathie)

Wie genau die Funktion der Nerven gestört wird, ist nicht geklärt. Die persönliche Veranlagung scheint eine Rolle zu spielen, ebenso wie die gleichzeitige Belastung durch nervenschädigende Substanzen (insbesondere Alkohol) und Vitamin-B_{12}-Mangel. Diskutiert wird, dass die Nerven zu schlecht mit Sauerstoff versorgt werden, weil die nerveigenen kleinsten Blutgefäße gestört sind und sich die Nervenfaserhülle (Myelinscheide) durch chronisch hohe Blutzuckerspiegel verändert hat. Die Hüllschicht der Nervenausläufer kann man sich wie die Isolierschicht eines Elektrokabels vorstellen. Wenn darin ein Loch ist, kann kein Strom mehr weitergeleitet werden bzw. es kommt zum Übertritt des Stromes in benachbarte Kabelfasern und es entsteht ein Kurzschluss. Beim Menschen werden entsprechend Nervenreize, z.B. vom Fuß, nicht mehr über das Rückenmark an das Gehirn weitergeleitet. Dadurch entsteht ein Taubheitsgefühl. Man spürt den Kontakt zum Boden nicht mehr, läuft wie auf Eiern oder Watte. Es resultiert eine erhöhte Sturzgefahr und Verletzungen oder Druckstellen werden nicht mehr bemerkt.

Durch die „Löcher" in der Isolierschicht können aber auch Störimpulse in die Nerven gelangen, die dann ans Gehirn weitergeleitet werden und Missempfindungen oder Schmerzen bedingen (sogenannte „schmerzhafte Polyneuropathie").

Von der diabetischen Neuropathie können alle Nerven des menschlichen Körpers betroffen sein. Sie sind für die Muskelbewegungen (motorische Nerven), für das Fühlen (sensible Nerven) oder für die Versorgung der inneren Organe (autonomes Nervensystem) zuständig. Das klinische Bild der Nervenerkrankung ist unterschiedlich, je nachdem welche Nerven befallen sind.

Sind motorische Nerven erkrankt, können Muskellähmungen entstehen. Bei der sensiblen Neuropathie stehen Empfindungsstörungen wie Kribbeln, „Ameisenlaufen", Brennen, Taubheitsgefühl, schmerzhaftes Berührungsempfinden oder vermindertes Temperatur- und Schmerzempfinden im Vordergrund. Besonders betroffen sind Füße bzw. Beine, seltener auch Hände bzw. Arme. Diese Beschwerden werden im Gegensatz zu Durchblutungsstörungen meistens vor allem in Ruhe wahrgenommen.

Diabetisches Fußsyndrom

Beim diabetischen Fußsyndrom liegt zumeist eine sensible Neuropathie vor. In vielen Fällen kommen Gefäßschädigungen sowohl im Sinne einer Mikro- als auch einer Makroangiopathie hinzu. Durch das Taubheitsgefühl und das herabgesetzte Schmerzempfinden werden kleinere Fußverletzungen oder auch drückende Schuhe/Steine im Schuh oft nicht bemerkt. Aus zunächst harmlos aussehenden Verletzungen wie kleinen Blasen, Hornhauteinrissen (Rhagaden) oder Fuß- bzw. Nagelpilzbefall können sehr schnell ausgedehnte Entzündungen mit schweren Wundheilungsstörungen und Beteiligung tieferer Strukturen wie Sehnen, Bänder und Knochen werden.

Weiterhin verändert sich oft die Fußskelettarchitektur, d.h. die Fußknochen stehen nicht mehr korrekt zueinander. Das Fußgewölbe ist daher nicht mehr belastbar, „verrutschte" Knochen können Druckstellen auf der Fußsohle verursachen und ein Druckgeschwür von innen entstehen lassen (sog. Ulkus). Da die Behandlung oft sehr schwierig und langwierig ist, und in einigen Fällen sogar Amputationen erforderlich werden, sollte man durch regelmäßige Kontrollen und individuell angepasstes Schuhwerk, ggf. mit Weichbettung und Einlagen, Geschwüren vorbeugen. Es gibt mittlerweile gut spezialisierte Diabetes-Fußzentren und Fußambulanzen, an denen Diabetologen, Chirurgen, (technische) Orthopäden, Fußpflegepersonal sowie Orthopädieschuhmacher eng zusammenarbeiten. Alle drei Monate sollten die Füße vom Arzt untersucht werden. Zudem sollte einmal im Jahr die Nervenfunktion mit Stimmgabel, Kalt-Warm-Prüfung und Reflexhammer überprüft werden.

Einzelheiten dazu finden Sie im Abschnitt Fußvorsorge auf Seite 116 ff.

Autonome Neuropathie

Sind die Nerven, die die inneren Organe steuern, von der Neuropathie betroffen, spricht man von einer so genannten autonomen Neuropathie. Hierbei stehen nicht Schmerzen oder Gefühlsstörungen, sondern eine Funktionsstörung der betroffenen inneren Organe im Vordergrund.

Am Herzen kommt es häufig zu einem Verlust der Pulsregulation (Herzfrequenzvariabilität). Das Herz schlägt dann fast immer zu schnell, die Leistungsreserve ist vermindert und das Risiko von Herzrhythmusstörungen erhöht. Auch kann das Schmerzempfinden bei einer Durchblutungsstörung oder einem Herzinfarkt vermindert sein.

Am Magen-Darm-Trakt kann sich eine vermehrte oder verminderte Aktivität bemerkbar machen. Beim Magen führt die so genannte diabetische Gastroparese dazu, dass er sich langsamer entleert. Dies ist bei Patienten mit Insulintherapie oder bei Behandlung mit Sulfonylharnstoffen problematisch, da die Kohlenhydrate erst stark verzögert vom Körper aufgenommen werden. Hierdurch ist die Gefahr von Unterzuckerungen stark erhöht, gleichzeitig können Unterzuckerungen schlecht durch Nahrungszufuhr behandelt werden.

Im Bereich des Darms sieht man sowohl die Folgen einer erhöhten Aktivität (Durchfall) als auch einer erniedrigten (Verstopfung).

Im Bereich der Fortpflanzungsorgane können sexuelle Funktionsstörungen (bei Männern Erektionsstörung, bei Frauen verminderte Befeuchtung der Genitalschleimhäute) oder ein Verlust des sexuellen Appetits (Libidoverlust) zu einer erheblichen Beeinträchtigung des körperlichen und seelischen Wohlbefindens führen. Beeinträchtigungen in der Partnerschaft können zudem weitreichende soziale Folgen haben. Eine psycho- oder paartherapeutische Beratung kann bei ggf. gleichzeitig vorliegenden depressiven Störungen oder Partnerschaftskonflikten wichtig sein.

Eine medikamentöse Therapie der Symptome einer autonomen Neuropathie kann im Einzelfall erwogen werden. Es stehen Medikamente zur Beschleunigung oder Verlangsamung der Transportgeschwindigkeit des Magen-Darm-Inhaltes zur Verfügung. Ebenso gibt es die Herzfrequenz beeinflussende (in der Regel bremsende) Medikamente oder Apparate (Schrittmacher).

Vor einer Behandlung von sexuellen Funktionsstörungen mit Hilfsmitteln oder Medikamenten sollte unbedingt ein Urologe oder Gynäkologe zu Rate gezogen werden, ggf. auch ein Kardiologe, da bei einigen Medikamenten (z.B. Viagra®) das Herzinfarktrisiko erhöht sein kann.

Es gibt keine Medikamente, die geschädigte Nerven wiederherstellen oder ihre Funktion verbessern können. Bei der schmerzhaften sensiblen Polyneuropathie gibt es jedoch verschiedene Medikamente, die die Schmerzen lindern können. Es muss im Einzelfall entschieden werden, welches Medikament sinnvoll eingesetzt werden kann. Medikamente, deren Wirksamkeit nachgewiesen werden konnte, sind Amitriptylin (z.B. Saroten®), Pregabalin (Lyrica®), Gabapentin (z.B. Neurontin®) und Tramadol (z.B. Tramal®).

Da die diabetische Neuropathie meist durch längere Zeit erhöhte Blutzuckerwerte entsteht, kommt einer möglichst normnahen Blutzuckerbehandlung eine besonders wichtige Rolle zu. Ein Vitamin-B_{12}-Mangel sollte ausgeschlossen bzw. beseitigt werden, da auch hierdurch eine Nervenfunktionsstörung auftreten kann. Daneben ist ein erhöhter oder regelmäßiger Alkoholkonsum ein zusätzlicher Risikofaktor für die Ausbildung und das Fortschreiten einer diabetischen Neuropathie. Es ist also sinnvoll, den Alkoholkonsum stark einzuschränken oder idealerweise ganz einzustellen, wenn diese Erkrankung vorliegt. Die Beschwerden können sich bessern, indem die Blutzuckerwerte verbessert werden. Außerdem schreitet die Erkrankung dadurch langsamer fort.

Unter Umständen sollte eine Schmerzpraxis oder Schmerzambulanz eingeschaltet werden. Liegt eine motorische Neuropathie mit Muskelschwäche vor, ist eine krankengymnastische Therapie sinnvoll.

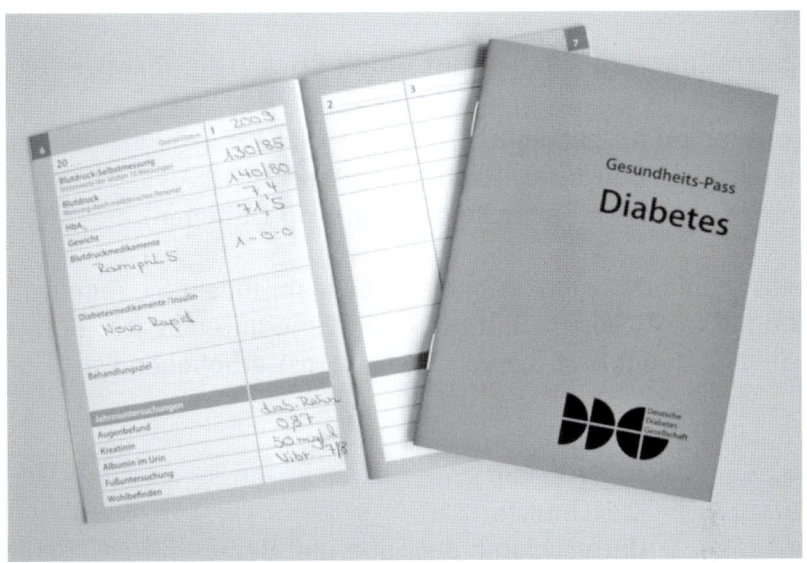

Abbildung 21:
Im Gesundheits-Pass Diabetes
werden alle wichtigen Untersuchungsergebnisse dokumentiert

Gesundheits-Pass Diabetes

Der „Gesundheits-Pass Diabetes" soll helfen, die medizinische Versorgung von Menschen mit Diabetes zu optimieren. Im Pass werden die Untersuchungsergebnisse der Vorsorgeuntersuchungen festgehalten.

Im Gesundheits-Pass Diabetes werden alle wichtigen Untersuchungsergebnisse dokumentiert und die individuellen Therapieziele eingetragen, die der Betroffene zusammen mit seinem Arzt vereinbart. Die Kommunikation zwischen Patient und Arzt sowie zwischen den Ärzten kann damit verbessert werden. Folgeerkrankungen durch den Diabetes sollen hierdurch möglichst früh erkannt und deren Behandlung verbessert werden.

71

Die Kontrolluntersuchungen auf einen Blick (allg. Richtwerte)

1× pro Quartal: Körpergewicht,
Blutdruck, Nüchternblutzucker, HbA_{1c}-Wert,
Eiweißausscheidung im Urin (Albumin).

Sie selbst können Komplikationen vorbeugen, indem Sie regelmäßig z.B. Blutzucker, Gewicht, Blutdruck und Füße untersuchen. Besprechen Sie mit Ihrem Arzt die von Ihnen selbst erhobenen Werte.

1× pro Jahr: Cholesterin,
Triglyceride,
Kreatinin,
Untersuchung der Füße und Beine (einschl. Gefäße),
technische Untersuchung des Herzens (EKG),
Stimmgabeltest,
Muskeleigenreflextest,
augenärztliche Untersuchung.

Auch die Lebensqualität wird als überprüfbares Therapieziel aufgeführt. Je nach Befund können häufigere Untersuchungen sinnvoll sein. Regelmäßige Untersuchungen dienen der optimalen Behandlung des Diabetes und seiner Begleiterkrankungen. Sie beugen der Entstehung von Folgeerkrankungen vor. Haben sich bereits Folgeerkrankungen entwickelt, können ihre Auswirkungen durch frühzeitige Therapie begrenzt werden.

Vertrauen ist gut, Kontrolle ist besser!

Risikofaktoren für Gefäßerkrankungen beim Diabetes

Bluthochdruck (arterielle Hypertonie)

Fast 80 Prozent aller Menschen mit Diabetes Typ 2 haben zum Zeitpunkt der Diagnosestellung bereits erhöhte Blutdruckwerte. Bei einem Diabetes ist es genauso wichtig, den Bluthochdruck zu behandeln wie eine gute Blutzuckertherapie, da das Risiko für diabetische Folgeerkrankungen auch von der Höhe des Blutdrucks abhängt:

- Menschen mit Diabetes haben bei gleichzeitig bestehendem Bluthochdruck ein hohes Risiko, Herz-Kreislauf-Erkrankungen zu bekommen.
- Den Blutdruck frühzeitig zu normalisieren, kann das Fortschreiten der diabetischen Nephropathie (Nierenerkrankung) effektiv verhindern.
- Der Bluthochdruck stellt neben der Höhe der Blutzuckerwerte den wichtigsten Risikofaktor für ein weiteres Fortschreiten einer Retinopathie (Augenerkrankung) dar.

> **Der Blutdruck sollte unter 140/90 mmHg liegen!**

Neben der Blutdruckmessung beim Arzt gibt es die Möglichkeit, den Blutdruck selbst zu kontrollieren und die Werte aufzuschreiben. Die Ergebnisse können dann mit dem Arzt besprochen werden. Um einen Überblick über das Blutdruckverhalten während des gesamten Tages abhängig von Ruhe und Belastungen zu erhalten, eignet sich eine ambulant durchgeführte 24-Stunden-Blutdruckmessung. Auskunft über den Blutdruck speziell unter Belastung gibt ein Belastungs-EKG.

Es gibt verschiedene Medikamente, die den Blutdruck senken. Die Wahl des geeigneten Medikamentes ist davon abhängig, welche Begleiterkrankungen vorliegen. Oft müssen mehrere Medikamente miteinander kombiniert werden. Zur Blutdrucksenkung haben sich u.a. folgende Medikamente bewährt:

- ACE-Hemmer
  (Wirkstoffe Enalapril *[Xanef®]*, Ramipril *[Delix®]* u.a.)

- Diuretika
  (Wirkstoffe Furosemid *[Lasix®]*, Hydrochlorothiazid
  [Esidrix®], Piretamid *[Arelix®]*, Xipamid *[Aquaphor®]*,
  Hydrochlorothiazid + Triamteren *[z.B. Dytide H®]* u.a.)

- Beta-Blocker
  (Wirkstoffe Bisoprolol *[Concor®]*, Metoprolol *[Beloc®]* u.a.)

- Calciumantagonisten
  (Wirkstoff Amlodipin *[Norvasc®]* u.a.)

- Angiotensinrezeptorblocker
  (Wirkstoffe Losartan *[Lorzaar®]*, Valsartan *[Diovan®]* u.a.)

- Alpha-Blocker
  (Wirkstoff Doxazosin *[Cardular®, Diblocin®]* u.a.)

Der Bluthochdruck muss in der Regel dauerhaft medikamentös behandelt werden. Gewichtsabnahme, regelmäßiger Ausdauersport und Stressabbau können sich aber günstig auf den Blutdruck auswirken.

Menschen, die langfristig einen erhöhten Blutdruck behandeln müssen, wird empfohlen, an einer Bluthochdruck-Schulung teilzunehmen. Dort können sie hilfreiche Informationen zur Selbstkontrolle und Behandlung erhalten.

Das Schlaf-Apnoe-Syndrom

Über 30 Prozent der Menschen mit einem Diabetes Typ 2 leiden an einer so genannten Schlaf-Apnoe. Das ist eine Erkrankung, bei der im Schlaf kurze Atemaussetzer oder auch längere Atemstillstände auftreten. Dadurch wird der Schlaf insgesamt gestört. Eine Person mit Schlaf-Apnoe-Syndrom wacht morgens nicht erholt auf. Auch morgendliche Kopfschmerzen sind häufig. Bei schwereren Formen der Schlaf-Apnoe kommt es tagsüber zu starker Müdigkeit und zum Einschlafen, mit unter Umständen schwerwiegenden Folgen für Beruf, Kraftverkehr und Privatleben. Eine schwere Schlaf-Apnoe kann zu Arbeitsunfähigkeit und ärztlichem Fahrverbot führen (siehe Seite 195).

Durch die ausbleibende Atmung sinkt der Sauerstoffgehalt im Blut und es kommt zu einer Mangelversorgung des Gehirns. Dies wird vom Körper als Bedrohung wahrgenommen und führt zu einer Stresssituation. In der Folge startet der Körper eine „Weckreaktion". Er aktiviert abrupt die Atemmuskeln von Zwerchfell und Brustkorb, das Herz erhöht seine Leistung und der Blutdruck steigt. Da sich diese Situation bis zu hundert Mal in einer Nacht wiederholen kann, wird die ganze Schlafzeit vom Körper als Stress verarbeitet. Es kommt zu ungünstigen Folgen wie Herzinfarkt, Vorhofflimmern und Schlaganfall. Mit Hilfe des ESS-Diagnosefragebogens (siehe Seite 243) können Sie ermitteln, ob bei Ihnen der begründete Verdacht auf eine Schlaf-Apnoe besteht und Ihr Arzt eine weitere Abklärung veranlassen muss.

Eine erfolgreiche Behandlung ist durch die Anwendung eines Beatmungsgeräts (sogenanntes CPAP-Gerät) möglich. Dabei wird die Atemluft über eine Nasenmaske mit einem leichten Überdruck in die Atemwege geleitet und der Atemrhythmus dadurch stabilisiert. Das CPAP-Verfahren verbessert die Schlafqualität deutlich. Es reduziert die Atmungsstörung, das Schnarchen, die Tagesmüdigkeit und das Herz-Kreislauf-Risiko. Auch die Unfallgefahr sinkt. Insgesamt führt die Anwendung eines CPAP-Geräts zu einer deutlichen Verbesserung der Lebensqualität. Bei über 90 Prozent der behandelten Patienten ist damit eine erfolgreiche Behandlung möglich. Eine Schlaf-Apnoe kann aber auch durch eine deutliche Gewichtsabnahme gebessert werden.

Rauchen

Rauchen erhöht das Risiko für das Entstehen und Fortschreiten fast aller diabetischer Folgeerkrankungen (Retinopathie, Nephropathie,

Erkrankungen der großen Gefäße an Herz, Gehirn und Beinen). Für rauchende Menschen mit Diabetes lohnt es sich daher gesundheitlich noch viel mehr als für stoffwechselgesunde Raucher, damit aufzuhören. Die Lebenserwartung von Rauchern ist im Durchschnitt etwa zehn Jahre kürzer als von Nichtrauchern. Jeder zweite Raucher stirbt an den Folgen seiner Sucht. Raucher verzichten somit in vielen Fällen auf ihren wohlverdienten Ruhestand. Der Rauchstopp ist eine sehr wirksame und lohnende Therapie, also das Beste, das man für sich und seine Gesundheit tun kann. Je länger man rauchfrei lebt, umso stärker nähert man sich der Lebenserwartung von Nichtrauchern an.

Die allermeisten Raucher wollen aufhören und versuchen dies immer wieder einmal. Auch wenn Fehlversuche enttäuschend sind, sie sind kein Zeichen von Versagen. In vielen Fällen klappt es nicht im ersten Anlauf, Rückfälle sind eher die Regel als die Ausnahme. Aus jeder dieser Erfahrungen kann man aber lernen und Fehler beim nächsten Mal vermeiden. Sehen Sie Rückfälle gegebenenfalls als notwendige Zwischenschritte zum Ziel an.

Denken Sie auch an das so genannte Suchtgedächtnis. Wer einmal nikotinabhängig war, bleibt dies lebenslang. Er kann daher nur schwer hin und wieder einmal rauchen, ohne dadurch rückfällig zu werden. Entscheidend ist deshalb, die erste Zigarette zu vermeiden.

Eine gute Vorbereitung und ein genauer Plan sind die besten Voraussetzungen für einen gelingenden Rauchstopp. Vielen Menschen fällt es leichter, sich einen Termin für einen kompletten Rauchstopp zu setzen statt zu versuchen, langsam immer weniger zu rauchen. Sie meiden konsequent Versuchungssituationen und beseitigen alles, was sie ans Rauchen erinnern und in Versuchung führen könnte, z.B. Tabakwaren, Feuerzeuge oder Aschenbecher. Im äußersten Notfall kommt man immer an Rauchwaren. Je länger man aber dazu braucht, sie zu besorgen, umso größer ist die Chance, sich noch einmal gegen das Rauchen zu entscheiden. Viele erfolgreiche Ex-Raucher berichten, dass sie zumindest in der ersten Zeit den Kontakt zu Rauchenden vermieden haben. Für die Zeit, die sie bisher mit Rauchen verbracht haben, haben sie alternative Beschäftigungen geplant und ihre Aufmerksamkeit auf andere, möglichst angenehme Dinge gerichtet. Sie haben sich für jeden Tag belohnt, an dem sie rauchfrei geblieben sind ,und sich etwas Gutes getan.

Hilfe bei der Nikotinentwöhnung gibt es zum Beispiel durch Nichtraucherkurse bei Krankenkassen, Volkshochschulen oder in Rehakliniken, Medikamente (z.B. Nikotinpflaster, -kaugummi), Akupunktur oder verschiedene Selbsthilfeliteratur. Sehr gutes, kostenloses Material bekommt man bei der Bundeszentrale für gesundheitliche Aufklärung (www.bzga.de), z.B. das „rauchfrei-Startpaket". Unterstützend kann man auch Telefonberatung, Entwöhnungskurse im Internet oder Handy-Apps nutzen. Entscheidend für den Erfolg ist die eigene Überzeugung, nicht mehr rauchen zu wollen.

> **Es lohnt sich immer, mit dem Rauchen aufzuhören!**

Fettstoffwechselstörungen

Fettstoffwechselstörungen, also erhöhte Cholesterin- und Triglyceridwerte (Neutralfette) im Blut, gehören zum Metabolischen Syndrom. Sie sind Risikofaktoren für die Entwicklung von Herz-Kreislauf-Erkrankungen.

> **Zielwerte**
> | | |
> |---|---|
> | Gesamt-Cholesterin: | unter 250 mg/dl |
> | HDL-Cholesterin („gutes" Cholesterin): | über 40-45 mg/dl |
> | LDL-Cholesterin („schlechtes" Cholesterin): | unter 150 mg/dl |
> | Triglyceride: | unter 150 mg/dl |
>
> Liegen bereits eine koronare Herzerkrankung und Verkalkungen anderer Blutgefäße vor, ist eine weitere Senkung sinnvoll.

Die Fettwerte sollten mindestens einmal im Jahr untersucht werden. Die Blutfette verbessern sich (ebenso wie der Blutdruck und die Insulinempfindlichkeit) durch eine Umstellung der Ernährung, eine Korrektur des Übergewichtes, regelmäßige körperliche Betätigung und Nikotinverzicht. Auch die Verbesserung der Blutzuckerwerte bewirkt eine deutliche Senkung der Blutfette.

Veränderungen der Lebensgewohnheiten alleine reichen nicht immer aus, um die Zielwerte zu erreichen. Gegebenenfalls sind dann fettsenkende Medikamente (Statine, Fibrate) sinnvoll.

Bewegungsmangel

Seit einigen Jahren ist es unstrittig: Langfristiger Bewegungsmangel stellt einen schwerwiegenden Risikofaktor für die Entwicklung von Gefäßkrankheiten dar. Er begünstigt die Erhöhung von Blutzucker- und Blutfettwerten. Auch Stress wird durch Bewegungsmangel unzureichend abgebaut und es kommt zu einem zunehmenden Verlust der Insulinempfindlichkeit (sogenannte Insulinresistenz). Es ist inzwischen nachgewiesen, dass regelmäßige körperliche Aktivität ein außerordentlich wirksames Element zur Vorbeugung von schwerwiegenden Gefäßschäden darstellt.

Stoffwechselselbstkontrolle

Die Blutzucker-Selbstkontrolle ermöglicht es, die angestrebten Blutzuckerwerte zu erreichen. Sie gibt Auskunft über die aktuelle Blutzuckerhöhe und lässt sich mit einem elektronischen Messgerät durchführen. Vor dem Einsatz eines Blutzucker-Messgerätes ist eine Schulung notwendig, um eine fehlerfreie Bedienung zu gewährleisten. Es ist auch möglich, mit bestimmten Teststreifen (Betacheck®) durch Farbvergleich mit den Augen die Blutzuckerwerte auch ohne Messgerät zu bestimmen. Bei intensivierter Therapie mit regelmäßiger Anpassung der Insulindosis muss der Blutzucker vor jeder Insulininjektion gemessen werden. Bei Diabetes Typ 2 ohne Insulintherapie mit einer guten und stabilen Stoffwechsellage reicht es aus, wenn der Hausarzt regelmäßig den Blutzucker und den HbA_{1c}-Wert misst. Bei stark schwankenden Blutzuckerwerten oder wenn die Medikamentendosis häufig verändert werden muss, ist die Blutzucker-Selbstkontrolle ebenfalls zu empfehlen.

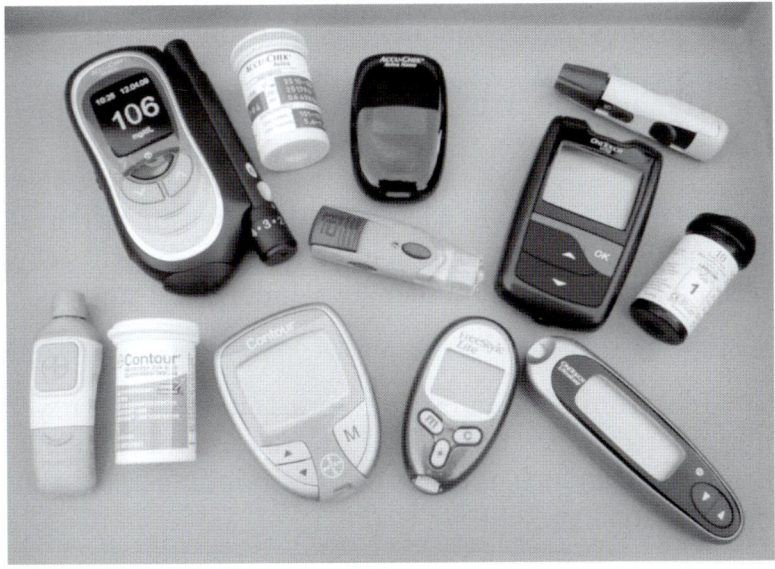

Abbildung 22:
Blutzuckerselbstmessungen ermöglichen eine gute Therapieanpassung

Messfehler können entstehen durch:
- abgelaufene Teststreifen,
- alte Batterien,
- unsachgemäß gelagerte Teststreifen (Feuchtigkeit, Kälte, Hitze),
- ausgequetschte Blutstropfen (Gewebsflüssigkeit hat eine andere Blutzuckerkonzentration als Blut),
- nicht gewaschene Hände (z.B. Zuckerreste an den Fingern),
- zu geringe Blutmenge.

Kontinuierliche Glukosemessung (CGM)

Neben herkömmlichen Testgeräten zur Blutzuckermessung besteht inzwischen die Möglichkeit, mit CGM-Geräten rund um die Uhr den Gewebezucker zu messen. CGM steht für „Continuous Glucose Monitoring", also „kontinuierliche Zuckermessung". Ein solches CGM-Gerät misst alle fünf Minuten den Glukosegehalt in der Gewebeflüssigkeit des Unterhautfettgewebes, welcher annähernd dem Blutzuckergehalt entspricht. So kann die Stoffwechsellage nicht nur punktuell überprüft werden. Der Patient erhält nunmehr einen 24-Stunden-Überblick über den täglichen Blutzuckerverlauf. Arzt und Patient können den Blutzuckerverlauf auch in der Nacht erkennen. Die kontinuierliche Zuckermessung ermöglicht es, Trends frühzeitig erkennen und Unterzuckerungen besser vermeiden zu können.

Mit einer Setzhilfe wird ein kleiner Glukosesensor durch die Haut des Oberarms oder Bauchs gestochen, der dort bis zu sieben Tage liegen bleiben kann. Dies kann der Anwender selbst tun, nachdem er entsprechend geschult wurde.

Die kleine Elektronikeinheit (Sender) wird auf der Haut fixiert. Dieser Sender überträgt per Funk die Daten zum Anzeigegerät (Empfänger), welches sie auch speichert. Der Empfänger hat die Größe eines Mobiltelefons.

Das CGM-System kann mit einer Insulinpumpe kombiniert werden. Dann dient das Display der Insulinpumpe gleichzeitig als Anzeige für die Glukosemessdaten.

Die Datenauswertung ist bei den verschiedenen CGM-Systemen unterschiedlich. Bei einigen Systemen kann nur der Arzt die Werte auslesen, andere Systeme zeigen die Glukosewerte in Echtzeit an. Das Gerät kann dann bei Bedarf einen Warnalarm geben (Akustik- oder Vibrationssignal), sobald der vorher definierte Zielbereich verlassen wird und eine akute Stoffwechselentgleisung droht. Im Vorfeld einer absehbaren Hypo- oder Hyperglykämie wird der Anwender also gewarnt. Der Patient ist dadurch in der Lage, Komplikationen zu vermeiden oder zu reduzieren, indem er rechtzeitig Maßnahmen ergreift. Das CGM-Gerät ist somit besonders für Patienten mit Hypoglykämiewahrnehmungsstörungen geeignet.

Diese CGM-Glukosewerte aus der Gewebeflüssigkeit des Unterhautfettgewebes entsprechen dabei nicht immer exakt den Blut-Glukosewerten. Ändert sich der Blutzuckerspiegel etwa nach einer Mahlzeit, reagiert die CGM-Glukose auf die Veränderung etwa fünf bis 25 Minuten später.

Eine weitere Möglichkeit der unblutigen Blutzuckermessung durch den Patienten ist das „Flash Glucose Monitoring" (FGM). Dabei wird mit einem Scanner der aktuelle Blutzuckerwert an einem Sensor abgelesen, der auf die Haut aufgebracht ist. Eine Alarmierung des Patienten oder eine unmittelbare Steuerung der Insulinabgabe aus der Insulinpumpe ist bei diesem Gerät nicht möglich. Es ist ein reines Messgerät.

Die CGM-Geräte und die FGM-Geräte einschließlich der erforderlichen Verbrauchsmaterialien können seit 2016 zu Lasten der Gesetzlichen Krankenversicherung (GKV) sowohl als Überwachungs- als auch als Therapiegeräte verordnet werden. Voraussetzungen sind eine vorhandene medizinische Notwendigkeit und die Sicherstellung einer gründlichen Schulung des Patienten. Diese Regelung wurde bereits in mehreren Urteilen von Sozialgerichten bestätigt. Eine

Kostenübernahme als Teilhabeleistung durch die Deutsche Renten-versicherung (DRV) ist zurzeit nicht möglich.

Harnzuckertest

Für Menschen mit einem Diabetes Typ 2 ohne Insulintherapie kann die Harnzuckerkontrolle ausreichen, vorausgesetzt, die Nieren-schwelle ist normal (etwa 180 mg/dl). Die Nierenschwelle ist der Blutzuckerwert, oberhalb dessen Zucker über den Urin ausgeschie-den wird.

Vorgehen bei der Bestimmung des Harnzuckers:
* Teststreifen in Urin eintauchen,
* abstreifen und zwei Minuten warten,
* Ergebnis ablesen.

Bestimmung der Nierenschwelle:
Blutzucker und Harnzucker sollten nacheinander getestet werden. Wichtig ist, dass der Test mehrmals hintereinander durchführt wird, da zur Auswertung mehrere Daten benötigt werden.

Beispiel:
Der Blutzuckerwert beträgt 180 mg/dl. Im anschließend durchgeführ-ten Urinzuckertest wird festgestellt, dass Zucker ausgeschieden wird. Die Nierenschwelle muss also 180 mg/dl oder weniger betragen.

Die gemessenen Blutzucker- und Harnzuckerwerte sollten in einem Tagebuch notiert und mit dem Arzt oder Diabetesberater besprochen werden.

HbA$_{1c}$-Wert

Der HbA$_{1c}$-Wert wird aus dem venösen Blut bestimmt und dient der Qualitätskontrolle der Blutzuckerbehandlung der letzten zwei bis drei Monate. Zucker bindet sich an den roten Blutfarbstoff (Hä-moglobin, Hb). Steigt die Blutzuckerkonzentration an, nimmt auch die „Verzuckerung" des Blutfarbstoffs zu und desto höher fällt der HbA_{1c}/HbA_1-Wert aus. Da das Hämoglobin alle zwei bis drei Monate abgebaut wird, sollte der Wert einmal pro Quartal bestimmt werden.

Der Wert sagt etwas über die durchschnittlichen Blutzuckerwerte aus, nicht über vorübergehende Blutzuckerspitzen (unter 6 bis 8 Stunden). Sie haben keinen Einfluss auf den HbA_{1c}-Wert. Meist spiegelt der HbA_{1c}-Wert die Güte der Diabetesbehandlung wider, allerdings können sich hinter einem guten HbA_{1c}-Wert auch stark schwankende Blutzuckerwerte verbergen.

> **Der Normalbereich für den HbA_{1c}-Wert liegt (je nach Labormethode) unter 6,0 bis 6,4% bzw. 42-47 mmol.**
> **Je höher der HbA_{1c}-Wert ist, desto schlechter ist die Diabetesbehandlung.**

Ketonkörperbestimmung im Urin

Der Ketonkörpertest ist anzuraten, wenn die Blutzuckerwerte mehrfach hintereinander über 240 mg/dl liegen oder zwischendurch Werte über 300 mg/dl vorgekommen sind. Dies gilt vor allem für Menschen mit Diabetes, die über keine körpereigene Insulinproduktion mehr verfügen. Besonders wichtig ist die Testung auf Aceton auch, wenn Anzeichen eines entgleisten Blutzuckers auftreten (Übelkeit, Erbrechen, Bauchschmerzen, Acetongeruch in der Atemluft oder der Haut). Acetonausscheidung mit dem Urin in Verbindung mit stark erhöhten Blutzuckerwerten ist ein ernst zu nehmendes Warnzeichen. Ärztliche Hilfe sollte unverzüglich in Anspruch genommen werden.

Eine Acetonausscheidung mit dem Urin ist harmlos, wenn die Blutzuckerwerte normal sind. Aceton kann auch in Hungersituationen oder bei Gewichtsabnahme im Urin vorhanden sein.

Vorgehen bei der Aceton-Bestimmung im Urin:

- Ein Teststreifen wird in den Urinstrahl gehalten,
- nach einer Minute Warten wird der Streifen mit der Farbskala auf der Packung verglichen:
- Negativ (–) heißt, dass kein Aceton im Urin ist.
  Positiv + heißt, dass Aceton ausgeschieden wird.
  Positiv +++ bedeutet, dass sehr viel Aceton ausgeschieden wird.
  Der Stoffwechsel ist entgleist. Gefahr ist in Verzug!

Ketonkörperbestimmung im Blut

Es gibt von der Firma Abbott ein Blutzuckertestgerät (Freestyle Precision Neo®) und von der Firma Berlin Chemie Glucomen Lx Plus, mit denen sowohl der Blutzucker als auch Ketone gemessen werden können.

Hypoglykämie (Unterzuckerung)

Jeder Mensch mit Diabetes, der Insulin spritzt und/oder Tabletten zur Steigerung der Insulinproduktion (z.B. Sulfonylharnstoffe) erhält, kann eine Unterzuckerung (Hypoglykämie oder kurz „Hypo") erleiden. Die Vorstellung, im Rahmen einer Unterzuckerung hilflos und nicht mehr selbst handlungsfähig zu sein, beunruhigt verständlicherweise. Hinzu kommen oft Sorgen vor Unfällen oder Verletzungen, die im Rahmen von Fahr- und Steuertätigkeiten ggf. auch anderen zugefügt werden können. Glücklicherweise kommt so etwas nur sehr selten vor. Häufiger im Leben eines „Insuliners" sind jedoch leichte Hypoglykämien, die nicht gefährlich sind, wenn man die individuellen Warnzeichen kennt und angemessen auf sie reagiert.

Diese Symptome helfen, den Mangelzustand an Zucker im Blut zu erkennen und zu beheben:

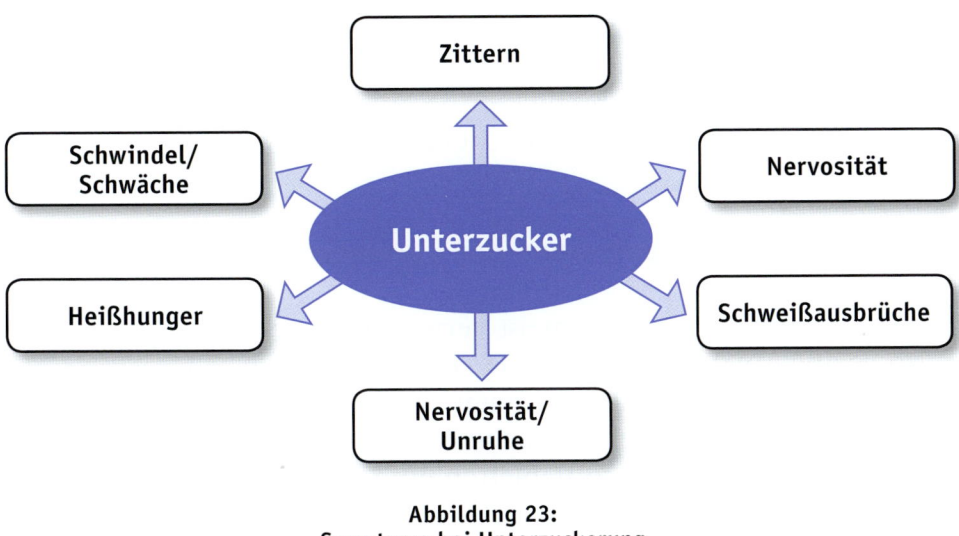

Abbildung 23:
Symptome bei Unterzuckerung

Von einer biochemischen Unterzuckerung spricht man bei Blutzuckerwerten unter 60 mg/dl.

85

Es ist wichtig, die eigenen Symptome einer Unterzuckerung zu kennen, zum einen, da nicht jeder Mensch in gleicher Weise reagiert und zum anderen, um möglichst rasch gegensteuern zu können.

Bei einer Situationsanalyse, die nach jeder Unterzuckerung erfolgen sollte, gilt es, die Ursachen zu erkennen, um erneute Unterzuckerungsereignisse zu verhindern. Häufige Unterzuckerungen können nämlich die Wahrnehmung oder das Auftreten der Unterzuckerungsanzeichen vermindern bzw. abschwächen (der Körper „stumpft ab"). Dadurch vermindert sich die Reaktionszeit bzw. die Reaktionsmöglichkeit, die zum Beheben der potentiell gefährlichen Situation bleibt (siehe Unterzuckerungswahrnehmung auf Seite 93). Hierdurch ergibt sich ein erhöhtes Risiko für Unfälle, Bewusstlosigkeiten und die daraus möglicherweise resultierenden Folgen.

Außerdem sorgt der Körper durch großzügiges Freisetzen von Reservezucker dafür, im Sinne einer vorbeugenden Überversorgung, dass es nach einer Unterzuckerung häufig zu sehr hohen Blutzuckerkonzentrationen kommt. Häufige Unterzuckerungen bedingen also stark schwankende Blutzuckerwerte. Werden die hohen Blutzuckerwerte nach einer Unterzuckerung zu stark wieder „heruntergespritzt", kann ein Teufelskreis entstehen.

Was passiert im Körper, wenn der Blutzucker sinkt?

Eine Unterzuckerung wird meist verursacht durch
- zu geringe Nahrungsaufnahme (Energiezufuhr),
- übermäßige körperliche Aktivität (Energieverbrauch),
- eine überdimensionierte Therapie (zu viel Insulin gespritzt oder zu viele Sulfonylharnstofftabletten eingenommen),
- eine Kombination dieser Ursachen.

Wenn der Körper eine Unterversorgung mit Zucker bemerkt (in der Regel bei Blutzuckerwerten zwischen 50 und 70 mg/dl), gerät er in Alarmbereitschaft und leitet Gegenmaßnahmen ein, die den Zuckermangel im Blut ausgleichen sollen.

Zunächst werden Nahrungssuchaktionen und -aufnahme angeregt, d.h. der Betroffene bekommt (Heiß-)Hunger und nimmt in der Regel Nahrung zu sich. Sollte dies unterbleiben, zu spät oder in zu geringem Umfang erfolgen, werden Stresshormone und (sofern vorhanden) der Insulingegenspieler Glukagon ausgeschüttet. Der Fachausdruck heißt hormonelle Gegenregulation. Die Ausschüttung des Stresshormons Adrenalin macht sich durch die oben beschriebenen Warnzeichen bemerkbar. In Folge der Gegenregulation werden Zuckerreserven freigesetzt, vorwiegend aus der Leber. Dank dieser „Adrenalinbremse" sind schwere Hypoglykämien mit Bewusstlosigkeit sehr selten.

Sinken die Blutzuckerwerte trotz Gegenregulation weiter ab (meist ab einem Blutzuckerwert von 40 mg/dl oder darunter), ist das Gehirn mit Energie unterversorgt, was sich durch folgende Symptome bemerkbar machen kann:
- Denkstörungen: Verwirrtheit, Unkonzentriertheit, Gedächtnisstörungen, Verständnisschwierigkeiten beim Lesen oder Zuhören, „komische" Gedanken,
- Wahrnehmungsstörungen: Doppelt sehen, Störungen im Handlungsablauf bei einfachen Tätigkeiten (z.B. beim Kaffeekochen).
- Verhaltensstörungen: Albernheit, Aggressivität,
- allgemeine Verlangsamung,
- Krampfanfälle,
- Bewusstlosigkeit.

Es besteht kein Grund zur Panik, wenn Sie eine leichte Unterzuckerung haben. Es ist jedoch wichtig, die Warnzeichen zu kennen und sofort zu handeln. Außerdem sollten Sie die Ursache klären, um erneute Hypos zu vermeiden.

Was ist bei einer Unterzuckerung zu tun?

1. Sofort ausreichend Traubenzucker essen.

Tabelle 5: Schnelle BEs bei Hypoglykämie

Bei Blutzuckerwert (mg/dl)	Anzahl Traubenzucker-Täfelchen
60-80	2 (1 BE)
40-60	4-6 (2-3 BE)
unter 40	6 (3 BE)

Traubenzucker wirkt schnell, deswegen sollten Sie bei den ersten Anzeichen einer Unterzuckerung sofort Traubenzucker zu sich nehmen, damit der Blutzucker rasch ansteigt. Es gibt ihn in unterschiedlichen Varianten, z.B. als Jubin®, Dextro-Energen®, Trink-Energie, Traubenzucker (Drops).

Sie können aber auch ein Glas Cola, Saft oder Malzbier trinken (ca. 2 BE, keine Light- oder Diät-Produkte!). Wenn Sie Traubenzucker in Saft schütten, erfolgt die Wirkung noch schneller. Nehmen Sie das,

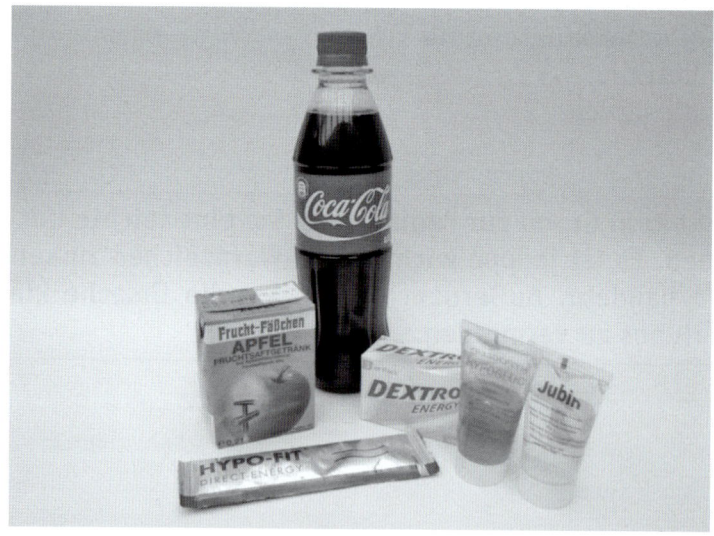

Abbildung 24:
Bei einer Hypoglykämie helfen schnelle Kohlenhydrate

was Ihnen am angenehmsten ist. Wichtig: Man sollte bei einer Unterzuckerung sofort alle Tätigkeiten beenden, bei denen keine Fehler vorkommen dürfen oder Unfallgefahr besteht (z.B. Autofahren, Maschinenbedienung, Schneiden mit scharfen Messern). Die Aufmerksamkeit kann stark beeinträchtigt sein.

Nach einer schweren Unterzuckerung kann es bis zu 45 Minuten dauern, bis alle Reaktionen des Körpers wieder normal ablaufen, auch wenn die Blutzuckerkonzentration schon wieder normal ist.

Gefährdende Tätigkeiten oder Autofahrten sollten also, wegen der Verantwortung für sich und andere, erst nach dieser Erholungszeit fortgesetzt werden.

2. Blutzucker messen

3. Langsame BE zu sich nehmen

„Schnelle" BE wie Traubenzucker, Cola, Saft, Apfel oder Orange gehen schnell ins Blut, da sie viele Kohlenhydrate und kein Fett enthalten. Sie werden aber auch schnell wieder abgebaut (nicht anrechnen!). Sie müssen also nach der Einnahme von Traubenzucker noch zusätzlich für langsame BE sorgen, damit der Blutzucker nicht wieder abfällt.

„Langsame" BE brauchen länger, um ins Blut zu gelangen, weil der Fettanteil im Nahrungsmittel die Aufnahme von Zucker in das Blut hemmt und die komplexen Kohlenhydrate erst aufgespalten werden müssen, bevor sie ins Blut gehen. Wenn Sie z.B. Brot mit Käse oder Butter, Schokolade oder Müsliriegel essen, steigt der Blutzucker nur langsam und verzögert.

> **Bei Verdacht auf Unterzuckerung: Erst essen, dann messen.**
> **Damit Sie im Notfall rasch an die schnellen BE kommen, sollten Sie diese immer griffbereit und an der selben Stelle aufbewahren.**

Bei Menschen mit Diabetes, bei denen häufiger schwere Unterzuckerungen auftreten, kann es sinnvoll sein, Angehörige/Freunde/

Kollegen in die Anwendung einer Glukagon-Spritze einzuweisen (betrifft in der Regel nur Personen mit Typ-1- und Typ-3-Diabetes).

Glukagon

- ist ein hormoneller Gegenspieler des Insulins. Es wird ebenfalls in den Inselzellen der Bauchspeicheldrüse gebildet und wirkt Blutzucker erhöhend. Innerhalb von zehn Minuten nach der Freisetzung oder der Injektion von Glukagon werden vorhandene Zuckerreserven aus der Leber freigesetzt. Wenn nach dieser Zeit eine unterzuckerungsbedingte Bewusstlosigkeit nicht beendet ist, muss der Notarzt verständigt werden!
- lässt sich wie Insulin spritzen, nachdem es spritzbereit ist (Tablette in der Ampulle ist aufgelöst).
- nach dem Spritzen von Glukagon sollten weitere zwei bis drei BE zugeführt werden, damit der Blutzucker nicht erneut rasch absinkt.
- kann bei Menschen mit Typ-1- oder Typ-3-Diabetes durch die Zerstörung der Inselzellen oft nicht mehr ausreichend freigesetzt werden.

Nicht immer fällt es leicht, andere Menschen in das eigene Krankheitsmanagement einzubeziehen. Der eine möchte nicht, dass die Kollegen vom Diabetes wissen, der andere befürchtet, Freunde oder Angehörige mit der Bitte zu überfordern, ihm Glukagon zu spritzen. Für Personen, die häufig schwere Unterzuckerungen erleiden, ist es jedoch eine Entlastung, von einem Menschen umgeben zu sein, der im Falle einer Bewusstlosigkeit richtig reagieren kann. Damit dieser die richtige Handhabung kennt und sich zutraut, sollten Sie mit ihm besprechen, wie die Glukagon-Injektion vonstatten geht.

Wichtig: Bei der Injektion von Glukagon kann man eigentlich nichts verkehrt machen. Selbst wenn die Spritze nicht optimal gesetzt wird, entstehen daraus keine gesundheitlichen Schäden.

> **Sich gute Selbsthilfe zu ermöglichen, heißt immer Traubenzucker griffbereit zu haben.**
> **Sich gute Fremdhilfe zu sichern, heißt andere Menschen im Vorfeld über das richtige Verhalten im Notfall zu informieren.**

Wie kann es zu einer Unterzuckerung kommen?

Nach einer Unterzuckerung sollten Sie deren Ursachen erforschen, um weitere Hypoglykämien in Zukunft zu vermeiden. Wenn Sie durch nachfolgende Fragen keine zufriedenstellende Antwort bzw. Begründung für die Unterzuckerung finden, sollten Sie gemeinsam mit Ihrem Hausarzt oder Diabetologen auf Ursachenforschung gehen. Haben Sie

• zu viel Insulin gespritzt oder Insulin-freisetzende Tabletten eingenommen?

Dann sollten Sie die entsprechende Menge an Kohlenhydraten essen und häufiger den Blutzucker messen. Wenn Sie häufiger Unterzuckerungen bemerken, muss unter Umständen die Insulindosis verringert oder die Tablettenbehandlung verändert werden.

• nicht genügend oder zu spät Kohlenhydrate gegessen?

Häufig werden Zwischenmahlzeiten vergessen oder verschoben. Eventuell mitberechnete Zwischenmahlzeiten müssen zwei bis drei Stunden nach der letzten Insulinverabreichung gegessen werden. Wenn der Appetit häufig nicht sehr groß ist, muss unter Umständen die Insulin- oder Tablettenbehandlung angepasst werden.

• starke körperliche Anstrengung gehabt?

Es ist nicht immer leicht, das Ausmaß der bevorstehenden körperlichen Arbeit einzuschätzen, insbesondere für Handwerker. Sie sollten
– erst einmal weniger spritzen und gegebenenfalls nachspritzen,

91

- schnell wirkende kohlenhydrathaltige Nahrungsmittel mitnehmen (z.B. Traubenzucker, Cola, Obst),
- auch Alltagsbewegung (z.B. Haus- oder Gartenarbeit) berücksichtigen.

● **Alkohol getrunken?**

Alkoholische Getränke enthalten Zucker, der den Blutzucker schnell ansteigen lässt, in seiner Wirkung aber rasch wieder nachlässt. Ist der Zucker abgebaut, wirkt der Alkohol blutzuckersenkend. Schon bei relativ kleinen Mengen ist die Leber mit dem Abbau des Alkohols ausgelastet und nicht mehr in der Lage, Reservezucker freizusetzen. Die hormonelle Gegenregulation ist gestört, ein weiterer Blutzuckerabfall kann nicht gestoppt werden.

Sie sollten bei **mäßigem Alkoholkonsum** das Verhalten Ihrer Blutzuckerwerte während und nach dem Genuss von Alkohol beobachten und sie eventuell korrigieren.

Sie sollten bei **reichlichem Alkoholgenuss**
- während des Alkoholkonsums zusätzliche „langsame BE" essen. Die blutzuckersenkende Wirkung des Alkohols wird durch das Essen aufgefangen.
- kein Insulin nachspritzen, da während des Alkoholgenusses die Blutzuckerwerte, wie nach dem Essen von Kohlenhydraten, erhöht sind.
- vor dem Schlafengehen noch Kohlenhydrate essen (Zielwert 180 mg/dl).
- wenn um zwei Uhr der Blutzuckerwert unter 140 mg/dl liegt, noch etwas essen (wenn Blutzucker kleiner als 100 mg/dl, dann 3-4 BE essen).
- zur Sicherheit Traubenzucker neben das Bett legen.

Es gibt noch zahlreiche weitere Ursachen für eine Unterzuckung. Sie müssen vom Arzt abgeklärt werden.

Unterzuckerungswahrnehmung

Das Risiko für eine Störung der Unterzuckerungswahrnehmung besteht bei
* langer Diabetesdauer mit autonomer Neuropathie,
* häufigen Unterzuckerungen oder
* zu niedrigen Zielwerten („Tieffliegerei").

Manche Menschen mit Diabetes Typ 1 spüren eine nahende Unterzuckerung nicht oder nicht zuverlässig. Nach ca. zehn Jahren Diabetesdauer können sich die körperlichen Anzeichen einer Unterzuckerung verringern: Die hormonelle Gegenregulation bleibt aus (Gewöhnungseffekt) und die Symptome einer Hypoglykämie fehlen oder verändern sich (z.B. kann das Zittern und Schwitzen durch Müdigkeit und Abgeschlagenheit ersetzt werden). Das Risiko für eine schwere Hypoglykämie mit Bewusstlosigkeit steigt, da durch eine derartige Wahrnehmungsstörung die Fähigkeit verloren geht, eine Unterzuckerung rechtzeitig zu bemerken und zu beheben. Es ist aber möglich, die Wahrnehmung wieder zu verbessern, und zwar durch

* Erhöhung der Zielwerte
  Die Wahrnehmung des Körpers wird dann wieder empfindlicher für niedrige Blutzuckerwerte.

* Vermeiden von Unterzuckerungen
  Hypoglykämien tragen zur Verschlechterung der Körperwahrnehmung bei. Wird jede Unterzuckerung vermieden, können die Unterzuckerungssymptome bereits innerhalb eines Monats wieder besser wahrgenommen werden.

* Wahrnehmungstraining
  Hierbei trainieren Sie unter Anleitung Ihre Körperwahrnehmung und lernen Schritt für Schritt, auch im Alltag Unterzuckerungssymptome frühzeitig zu bemerken.

Es gibt spezielle Schulungsprogramme, mit denen die Wahrnehmung einer Unterzuckerung wieder verbessert werden kann (Hypos®, BGAT).

Unterzuckerungsangst

Anspannung oder leichte Ängstlichkeit sind normal, sie schützen vor zu großer Sorglosigkeit. Es gibt jedoch Menschen, die aus Unterzuckerungsangst Situationen meiden, in denen eine Unterzuckerung sehr unangenehm wäre (z.B. Benutzen öffentlicher Verkehrsmittel, eigenständiges Autofahren) oder sie fühlen sich nur noch in Begleitung sicher. Manche nehmen aus Angst vor einer Unterzuckerung eine sehr schlechte Blutzuckereinstellung in Kauf. Sie halten den Blutzucker permanent zu hoch und vergrößern damit ihr Risiko, frühzeitig Folgeerkrankungen zu bekommen.

> **Zu wenig Angst:** Leichtsinn, „Tieffliegerei"
> **Zu viel Angst:** extreme Sicherheitsvorkehrungen, wie zu hohe Zielwerte und Vermeidungsverhalten

Unterzuckerung und nahestehende Personen

Es gibt Situationen, in denen ein Partner, Angehöriger, Kollege oder Freund eine Unterzuckerung eher bemerkt als der Betroffene selbst. Zum Beispiel wenn jemand eine gestörte Unterzuckerungswahrnehmung hat oder wenn er Warnsymptome übersieht, weil er seine Aufmerksamkeit auf andere Dinge gelenkt hat. Ein weiterer Grund kann sein, dass sich die Hypoglykämie mit Stimmungsveränderungen wie Aggressivität oder Albernheit bemerkbar macht, die Anderen oft stärker auffallen als dem Betroffenen selbst. Menschen in einer Unterzuckerung reagieren manchmal einsichtig, häufig aber ignorant, ungläubig oder wütend, wenn sie auf eine solche hingewiesen werden. Partnern kommt eine schwierige Rolle zu: Einerseits erhöhen sie die Sicherheit des Menschen mit einem Diabetes, wenn sie ihn auf eine Unterzuckerung aufmerksam machen. Andererseits kann gerade die versuchte Hilfestellung des Partners zur Abwehr der angebotenen Hilfe führen. Der Angehörige ist meist auch Leidtragender einer Unterzuckerung: Er fühlt sich verantwortlich, hat aber nur geringe Einflussmöglichkeiten auf den Stoffwechsel des Betroffenen. Dies kann bei ihm Ohnmachts- und Angstgefühle in Bezug auf den Diabetes erzeugen. Eine Untersuchung ergab, dass Partner von Menschen mit Diabetes, die unter schweren Hypoglykämien litten, deutlich mehr Schlafstörungen hatten und dass in der Beziehung vermehrt Konflikte existierten als bei Paaren, die nicht von schweren Unterzuckerungen berichteten.

> **Stellt der Umgang mit Unterzuckerungen ein Problem für Ihre Partnerschaft dar, sollten Sie sich vorher einigen, welche Unterstützung gewünscht ist und wie sie erfolgen sollte.**

Bei häufigen Unterzuckerungen oder bei einer Störung der Hypoglykämie-Wahrnehmung ist es meistens sinnvoll, die Blutzucker-Zielwerte zu erhöhen (z.B. auf 140–180 mg/dl). Man verfügt dadurch über einen höheren Sicherheitsabstand und kann auch die gestörte Hypo-Wahrnehmung verbessern.

Ketoazidose und Hyperglykämie (Überzuckerung)

Bei einer Überzuckerung befindet sich, durch einen akuten Mangel an Insulin, zu viel Zucker im Blut. Der Zucker kann nicht mehr in den Zellen verbrannt werden und bleibt in der Blutbahn. Stattdessen kommt es, vor allem bei Patienten mit Diabetes Typ 1, zur Fettverbrennung.

Beim Fettabbau entstehen jedoch als Abfallprodukt Ketonkörper (z.B. Aceton), die in großen Mengen zu einer gefährlichen Übersäuerung des Blutes führen können (Ketoazidose). Der Körper versucht, die Ketonkörper über Lunge, Haut und Urin auszuscheiden. Ketonkörper im Urin sind daher ein Zeichen für eine Stoffwechselentgleisung bei zu hohem Blutzucker. Mit Hilfe von Urinteststreifen sind sie nachweisbar. Wenn Ketonkörper in größerer Menge über die Lunge abgeatmet werden, kann die Atemluft der Betroffenen nach Aceton (wie Nagellackentferner) riechen.

Warnzeichen und Symptome aufgrund zu hoher Blutzuckerwerte:
- Harndrang, häufiges Wasserlassen in großen Mengen
- Durst, der durch das häufige Wasserlassen bedingt ist
- Müdigkeit und Muskelschwäche
- Gewichtsverlust
- Sehstörungen
- Juckreiz, Entzündungen der Haut
- schlecht heilende Wunden, Harnwegsinfekte
- Acetongeruch des Atems (riecht wie Nagellackentferner)

Diabetisches Koma (Coma diabeticum)

Bei sehr stark erhöhten Blutzuckerwerten (über 300 mg/dl) kann es, vor allem bei Menschen mit Diabetes Typ 1 oder Typ 3, zu einer Stoffwechselentgleisung kommen, die zu Bewusstlosigkeit führt. Dieses diabetische Koma ist lebensgefährlich! Häufig tritt es im Zusammenhang mit Infektionen wie Grippe oder Lungenentzündung auf. Es kommt bei gut geschulten Menschen mit Diabetes sehr selten vor.

Mögliche Anzeichen eines beginnenden diabetischen Komas:
• Übelkeit, Erbrechen,
• Kopfschmerzen,
• Bauchschmerzen,
• sehr tiefe, angestrengte Atmung,
• Bewusstseinstrübung, später Bewusstlosigkeit.

Die hohe Zuckerausscheidung im Urin, verbunden mit häufigem Harndrang, führt gleichzeitig zu einem Wasserverlust des Körpers. Wenn der Blutzucker weiter ansteigt und nicht gesenkt wird, kann es zu einer schweren Entgleisung des Diabetes kommen.

Diese Symptome helfen, die Gefahr einer Stoffwechselentgleisung zu erkennen und zu beheben:

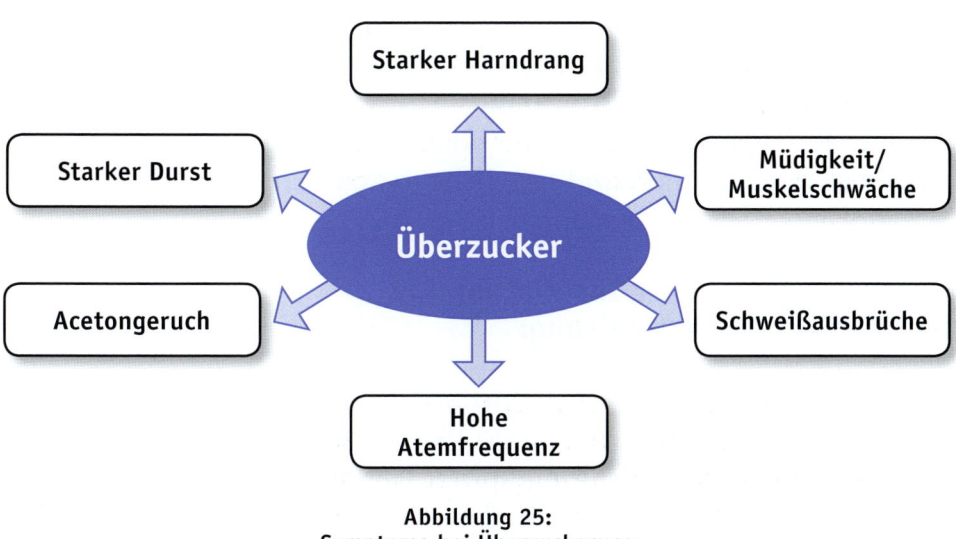

Abbildung 25:
Symptome bei Überzuckerung

Bei einer Stoffwechselentgleisung liegt der Blutzucker über 240 mg/dl, der Harnzucker beträgt mehr als zwei Prozent, der Acetonnachweis im Urin ist dreifach positiv.

Ursachen für hohe Blutzuckerwerte können sein:
- zu wenig oder kein Insulin gespritzt,
- blutzuckersenkende Tabletten nicht eingenommen,
- zu viele Kohlenhydrate gegessen,
- zu wenig körperliche Bewegung,
- fieberhafter Infekt,
- Stress, starke Aufregung,
- veränderter Hormonspiegel.

Vorgehen bei einer Überzuckerung (Ketoazidose)

Bei zu hohen Blutzuckerwerten bei Patienten mit einem Insulin-mangel (Diabetes Typ 1 und Typ 2) sollte folgendermaßen vorge-gangen werden:
- schnell wirkendes Insulin spritzen (z.B. Normalinsulin),
- viel trinken (3–5 Liter),
- körperliche Schonung und keine zusätzliche körperliche Belas-tung,
- engmaschige Blutzuckerkontrollen (alle 2–3 Stunden, auch nachts),
- nicht einschlafen,
- im Zweifelsfall ärztliche Hilfe holen,
- Ursachen erforschen und möglichst beseitigen.

Empfehlungen für die Insulintherapie bei Stoffwechselentgleisung:

- Ist der Blutzucker höher als 240 mg/dl und Aceton im Urin posi-tiv, sollten alle drei Stunden 20 Prozent der gesamten Tagesinsu-lindosis als Normalinsulin gespritzt werden. Der Blutzucker sollte nach zwei Stunden kontrolliert werden.

  Beispiel: Normalerweise spritze ich 28 IE Normalinsulin und 22 IE Ver-zögerungsinsulin pro Tag = 50 IE Tagesinsulin. 20 Prozent davon sind 10 IE, die alle drei Stunden gespritzt werden sollen, bis der Blutzucker unter 240 mg/dl sinkt.

- Wenn der Blutzucker weiterhin über 240 mg/dl liegt und der Acetonnachweis im Urin weiter positiv ist, sollten erneut 20 Prozent der Tagesinsulindosis als Normalinsulin gespritzt werden.

- Wenn der Blutzucker zwischen 180 mg/dl und 240 mg/dl liegt und der Acetonnachweis weiter positiv ist, sollten zehn Prozent der Tagesinsulindosis gespritzt werden (in unserem Beispiel 5 IE Normalinsulin).

- Wenn der Blutzucker unter 180 mg/dl gesunken ist, muss kein zusätzliches Insulin mehr gespritzt werden. Zur Sicherheit sollten alle 3-4 Stunden Blutzuckerkontrollen erfolgen.

> **Eine Gefahr der Stoffwechselentgleisung besteht immer, wenn die Menge der gegessenen Kohlenhydrate, Insulin, Bewegung und gegebenenfalls Alkohol nicht korrekt aufeinander abgestimmt sind.**

Insulindosisanpassung

Die Insulindosis sollte verändert werden, wenn die Blutzucker-Zielwerte nicht erreicht werden. Sie sollte erhöht werden, wenn zu wenig Insulin die Ursache der Überzuckerung ist. Für die Erhöhung der Insulindosis bei Fieber und Infektionen gelten spezielle Regeln (siehe Kapitel Besondere Situationen, Seite 111 ff.).

Grundsätze der Insulindosisanpassung:

- Schreiben Sie Ihre Werte regelmäßig in Ihr Blutzuckertagebuch, um Veränderungen und Einflussfaktoren zu erkennen.
- Notieren Sie alle verzehrten BEs.
- Beobachten Sie die Blutzuckerwerte erst einige Tage, um nicht auf „Eintagsfliegen" zu reagieren.
  Ausnahme: Gefahr von kritischen Situationen wie nächtlichen Hypoglykämien!
- Verändern Sie immer das Insulin, das für die unerwünschten Werte verantwortlich ist (für schlechte Werte am Mittag beispielsweise das Morgeninsulin)
- Faustformel: Eine IE kurzwirksames Insulin senkt den Blutzucker (BZ) um 30 mg/dl. Sollte Ihr BZ vor dem Essen bei 200 mg/dl liegen und Sie streben einen Zielwert von 140 mg/dl an, müssten Sie zusätzlich 2-3 IE kurzwirksames Insulin spritzen
- Dies gilt nur für kurzwirksames Insulin. Eine Senkung der Dosis des Mischinsulins würde 16 Stunden nachwirken. Das Basis-Insulin sollte angepasst werden, wenn Dosiskorrekturen des kurzwirksamen Insulins nicht den gewünschten Erfolg hatten. Sprechen Sie ggf. mit Ihrem Arzt.

Unterzuckerung → Verminderung der Insulindosis
Überzuckerung → Erhöhung der Insulindosis

Nachfolgend sind einige Beispiele zur Dosisanpassung aufgeführt.

Problem 1: Frau A. spritzt zweimal täglich ein Mischinsulin (konventionelle Therapie). Nun treten bei ihr abends und morgens zu hohe Blutzuckerwerte auf. Was würden Sie ihr raten?

Name: **Frau A.**
Kostform: **16** BE – **1.900** Kalorien
Verteilung: **4–2–3–2–3–2**

Mischinsulin (MI) morgens: **Insuman Comb 25®**
Mischinsulin (MI) abends: **Insuman Comb 25®**
Normalinsulin (NI): _____

Blutzuckerselbstkontrolle						Mischinsulin		NI	Therapieziel: 120 mg/dl
Zeit Tag	3.00	7.45	12.00	18.00	22.00	7.45	18.00		Bemerkungen
Mi		160	110	120	170	30	14		
Do		150	130	100	160	30	14		
Fr		170	120	110		30			
Sa									
So									
Mo									
Di									

Lösung:
Insulinmenge abends erhöhen, morgens dann eventuell etwas weniger Insulin spritzen.

Problem 2: Bei Herrn B., der zweimal täglich mit einem Mischinsulin behandelt wird, treten mittags und abends zu hohe Blutzuckerwerte auf. Was soll er tun?

Name: **Herr B.**   Mischinsulin (MI) morgens: **Actraphane 30**®
Kostform: **10** BE – **1.200** Kalorien   Mischinsulin (MI) abends: **Actraphane 30**®
Verteilung: **2–1–3–1–2–1**   Normalinsulin (NI): _____

Blutzuckerselbstkontrolle						Mischinsulin		NI	Therapieziel: 120 mg/dl
Zeit Tag	3.00	7.45	12.00	18.00	22.00	7.45	18.00		Bemerkungen
Mi		110	160	180	140	34	16		
Do		120	170	180	140	34	16		
Fr		120							
Sa									
So									
Mo									
Di									

Lösung:
Insulinmenge morgens erhöhen, abends dann eventuell etwas weniger Insulin spritzen.

Problem 3: Bei Frau C., die zweimal täglich ein Mischinsulin spritzt, treten mittags und abends zu niedrige Blutzuckerwerte auf. Was kann sie tun?

Name: **Frau C.**
Kostform: **18** BE – **2.200** Kalorien
Verteilung: **4–2–4–2–4–2**

Mischinsulin (MI) morgens: **Berlinsulin H 30/70®**
Mischinsulin (MI) abends: **Berlinsulin H 30/70®**
Normalinsulin (NI): _____

Blutzuckerselbstkontrolle						Mischinsulin		NI	Therapieziel: 120 mg/dl
Zeit Tag	3.00	7.45	12.00	18.00	22.00	7.45	18.00		Bemerkungen
Mi		130	140	110	120	28	12		
Do		120	110	140	130	28	12		
Fr		130	70	80	120	28	12		Hypo wegen Hausarbeit, 12.00 Uhr + 1 BE, 18.00 Uhr + 1 BE
Sa		120				?			
So									
Mo									
Di									

Lösung:

a) Ursachen ergründen, z.B. Hausarbeit.
b) Vor anstrengenden körperlichen Tätigkeiten weniger Insulin spritzen oder mehr Kohlenhydrate essen.

Problem 4: Bei Herrn D., der zweimal täglich ein Mischinsulin spritzt, ist Samstag ein längerer Blutzuckeranstieg zu verzeichnen. Was ist zu tun?

Name: **Herr D.**
Kostform: **8** BE – **1.000** Kalorien
Verteilung: **2–0–2–1–2–1**

Mischinsulin (MI) morgens: **Berlinsulin H 30/70®**
Mischinsulin (MI) abends: **Berlinsulin H 30/70®**
Normalinsulin (NI): _____

Blutzuckerselbstkontrolle						Mischinsulin		NI	Therapieziel: 120 mg/dl
Zeit Tag	3.00	7.45	12.00	18.00	22.00	7.45	18.00		Bemerkungen
Mi									
Do									
Fr		120	130	120	130	10	6		
Sa		130	120	240	180	10	6		16.00 Uhr 1 Stück Kuchen
So		140	130	140	130	10	6		16.00 Uhr 1 Stück Kuchen + 3 E. Humalog
Mo									
Di									

Lösung:
a) Ursachen ergründen, hier Verzehr zusätzlicher Kohlenhydrate.
b) Vor zusätzlichem Kohlenhydratverzehr kurzwirksames Insulin spritzen oder auf den Kuchen verzichten.

Problem 5: Bei Herrn E., der zweimal täglich mit einem Mischinsulin behandelt wird, tritt nach einem Kegelabend eine nächtliche Hypoglykämie auf. Was ist zu tun?

Name: **Herr E.**
Kostform: **14** BE – **1.600** Kalorien
Verteilung: **3–2–3–2–3–1**

Mischinsulin (MI) morgens: **Actraphane 30**®
Mischinsulin (MI) abends: **Actraphane 30**®
Normalinsulin (NI): _____

Blutzuckerselbstkontrolle						Mischinsulin		NI	Therapieziel: 120 mg/dl
Zeit / Tag	3.00	7.45	12.00	18.00	22.00	7.45	18.00		Bemerkungen
Mi									
Do									
Fr				130	140	16	10		Kegeln, 5 Fl. Bier
Sa	45	190	145	120	130	16	10		3.00 Uhr 2 BE
So									
Mo									
Di									

Lösung:
Zusätzliche Kohlenhydrat-Aufnahme bei körperlicher Tätigkeit und Alkoholkonsum, um Hypoglykämie zu vermeiden. Besser noch: auf den Konsum größerer Alkoholmengen verzichten.

Problem 6: Bei Herrn F., der eine intensivierte Insulintherapie durchführt, treten abends zu hohe Blutzuckerwerte auf.
Was ist zu tun?

Name: **Herr F.**
Kostform: **15** BE
Verteilung: **5–0–5–0–5–0**

Normalinsulin (NI): **Liprolog®**
Verzögerungsinsulin (VI): **Berlinsulin Basal®**
Korrekturfaktor: 1 Einheit Insulin senkt den BZ um **30** mg%

Therapieziel: 120 mg/dl   *BE-Faktor = Insulinmenge für eine BE*

	3.00	7.45					12.00					18.00					22.30		
	BZ	BZ	BE	BE-Faktor	NI	VI	BZ	BE	BE-Faktor	NI	VI	BZ	BE	BE-Faktor	NI		BZ	VI	
Mi		130	5	3,25	16	6	140	5	1	5	6	200	5	1,75	9+3		140	12	
	14.00 BZ 190																		
Do		130	5	3,25	16	6	110	5	1	5	6	190	5	1,75	9+3		130	12	
	14.00 BZ 200																		
Fr		100	5	3,25	16	6	120	5	1	5	6	200	5	1,75	9+3		130	12	
	14.00 BZ 200																		
Sa		110	5	3,25	16	6	130	5	1,5										

Lösung:
Mittags den BE-Faktor erhöhen und mehr Insulin spritzen.

Problem 7: Bei Frau G., die eine intensivierte Insulintherapie durchführt, treten mittags zu hohe BZ-Werte auf.
Was soll sie tun?

Name: **Frau G.**
Kostform: **frei**
Verteilung: **frei**

Normalinsulin (NI): **Novo Rapid**®
Verzögerungsinsulin (VI): **Protaphane**®
Korrekturfaktor: 1 Einheit Insulin senkt den BZ
um **30** mg%

Therapieziel: 120 mg/dl   *BE-Faktor = Insulinmenge für eine BE*

	3.00	7.45					12.00					18.00				22.30		
	BZ	BZ	BE	BE-Faktor	NI	VI	BZ	BE	BE-Faktor	NI	VI	BZ	BE	BE-Faktor	NI	BZ	VI	
Mi		110	5	2	10	6	200	4	1	4+3	4	130	6	1,5	9	140	10	
	10.00 BZ 190																	
Do		100	5	2	10	6	240	8	1	8+4	4	110	6	1,5	9	150	10	
	10.00 BZ 190																	
Fr		130	5	2	10	6	200	4	1	4+3	4	110	7	1,5	11	110	10	
	10.00 BZ 220																	
Sa		120	5	2,5														

Lösung:
Gab es eine Zwischenmahlzeit vormittags? Morgens den BE-Faktor erhöhen und mehr Insulin spritzen.

Problem 8: Bei Frau H., die eine intensivierte Insulintherapie durchführt, tritt wiederholt abends gegen 21 Uhr eine Hypoglykämie auf. Was ist zu tun?

Name: **Frau H.**
Kostform: **frei**
Verteilung: **frei**

Normalinsulin (NI): **Actrapid®**
Verzögerungsinsulin (VI): **Protaphane®**
Korrekturfaktor: 1 Einheit Insulin senkt den BZ um **30** mg%

Therapieziel: 120 mg/dl　　　　　*BE-Faktor = Insulinmenge für eine BE*

	3.00	7.45					12.00					18.00				22.30	
	BZ	BZ	BE	BE-Faktor	NI	VI	BZ	BE	BE-Faktor	NI	VI	BZ	BE	BE-Faktor	NI	BZ	VI
Mi		130	3+1	1	4	6	120	4+2	0,5	3	4	130	3+2	1	5	110	10
															21.00 Hypo + 2 BE		
Do		140	4	1	4	6	140	5+3	0,5	4	4	120	4+2	1	6	130	10
															21.00 Hypo + 2 BE		
Fr		120	5+1	1	6	6	110	6	0,5	3	4	120	6+2	1	8	140	10
															21.00 Hypo + 2 BE		
Sa		100	3+1	1	4	6	130	6+1	0,5	4		110	7+1				

Lösung:
Wurde die Spätmahlzeit rechtzeitig verzehrt? BE-Faktor abends reduzieren, evtl. Vorziehen der Spätmahlzeit.

Problem 9: Bei Herrn K., der eine intensivierte Insulintherapie durchführt, treten morgens und nachts zu hohe BZ-Werte auf. Was ist zu tun?

Name: **Herr K.**
Kostform: **frei**
Verteilung: **frei**

Normalinsulin (NI): **Insuman Rapid®**
Verzögerungsinsulin (VI): **Insuman Basal®**
Korrekturfaktor: 1 Einheit Insulin senkt den BZ um **30** mg%

Therapieziel: 120 mg/dl   *BE-Faktor = Insulinmenge für eine BE*

	3.00	7.45					12.00					18.00					22.30		
	BZ	BZ	BE	BE-Faktor	NI	VI	BZ	BE	BE-Faktor	NI	VI	BZ	BE	BE-Faktor	NI		BZ	VI	
Mi		220	5+2	3	21+3	12	120	4+2	1	6+0		130	8+0	2	16+0		140	22	
Do	170	200	4+2	3	18+3	12	100	3+0	1	3+0		110	2+2	2	8+0		130	22	
Fr	190	240	5+1	3	18+4	12	130	5+1	1	6+0		120	4+1	2	10+0		140	22	
Sa																			

Lösung:
Verzögerungsinsulin abends erhöhen.

109

Problem 10: Bei Frau L., die eine intensivierte Insulintherapie durchführt, tritt am Freitag eine nächtliche Hypoglykämie auf. Es hat eine Gegenreaktion mit einer Blutzucker-Erhöhung am Morgen stattgefunden. Was ist zu tun?

Name: **Frau L.**
Kostform: **18** BE
Verteilung: **4–2–4–2–4–2**

Normalinsulin (NI): **Berlinsulin H Normal**®
Verzögerungsinsulin (VI): **Berlinsulin H Basal**®
Korrekturfaktor: 1 Einheit Insulin senkt den BZ um **30** mg%

Therapieziel: 120 mg/dl

BE-Faktor = Insulinmenge für eine BE

	3.00	7.45					12.00					18.00				22.30	
	BZ	BZ	BE	BE-Faktor	NI	VI	BZ	BE	BE-Faktor	NI	VI	BZ	BE	BE-Faktor	NI	BZ	VI
Mi		100	4+2	2,25	14+0	8	130	4+2	1,25	8+0		120	4+2	1,75	11+0	130	12
Do		90	4+2	2,25	14+0	8	140	4+2	1,25	8+0		110	4+2	1,75	11+0	130	12
Fr		300	4+2	2,25	14+6	8	100	4+2	1,25	8+0		140	4+2	1,75	11+0	120	10
						Kopfschmerzen											
Sa	70	240															

Lösung:

Nachts den Blutzucker kontrollieren, dann abends das Verzögerungsinsulin reduzieren. Unbedingt nach der Ursache der Hypoglykämie forschen (Sport, Alkohol, zu wenig gegessen).

Besondere Situationen

Fieberhafte Erkrankungen

Bei fieberhaften Erkrankungen steigt der Blutzucker meistens deutlich an, der Körper braucht mehr Insulin. Es besteht dadurch die Gefahr einer starken Überzuckerung mit Stoffwechselentgleisung. Eine engmaschige Kontrolle des Blutzuckers und des Acetons im Urin alle drei Stunden ist deshalb dringend erforderlich. Bei Fieber sollte außerdem viel getrunken werden.

Sollte der Blutzucker über 240 mg/dl steigen und der Acetonnachweis im Urin positiv sein, benötigt der Körper zusätzliches kurzwirkendes Insulin (z.B. Normalinsulin). Einzelheiten zum Vorgehen entnehmen Sie bitte dem Abschnitt Ketoazidose und Stoffwechselentgleisung auf Seite 98. Im Zweifelsfall sollte ein Arzt verständigt werden! Bei Patienten ohne Insulinbehandlung kann eine vorübergehende Gabe von Insulin erforderlich werden.

Übelkeit, Erbrechen, Durchfall

Der Körper braucht auch in den Zeiten Insulin, in denen nicht gegessen und getrunken wird. Wenn man wegen einer Erkrankung keine Nahrung zu sich nimmt, darf die Insulintherapie nicht ausgesetzt werden, da sonst eine Überzuckerung mit Stoffwechselentgleisung droht. Alle drei Stunden sind Blutzuckerkontrollen erforderlich.

Folgendes Verhalten hat sich bewährt:
- Bei Durchführung einer konventionellen Insulintherapie sollten 30 bis 50 Prozent der üblichen Mischinsulin-Menge gespritzt werden.
- Bei Durchführung einer intensivierten Insulintherapie sollte nur das Verzögerungsinsulin gespritzt werden.

Bei Erbrechen kann langsam Cola getrunken werden (100 ml = 1 BE). Salzstangen gleichen den Salzverlust aus (15-20 Stück = 1 BE).

Tee mit zwei Teelöffeln Traubenzucker und einer Prise Salz (insgesamt 0,5 BE) hilft ebenfalls, den Flüssigkeitsbedarf zu decken.

Bei Durchfall eignet sich ebenfalls gesüßter und mit einer Prise Salz versehener Tee. Zwieback, Banane sowie geriebener Apfel werden beim Kostaufbau empfohlen. Kohlenhydrate in Form von Zwieback (2 Stück = 1 BE), Banane (1 Stück = 2 BE) und Haferflocken (2 Esslöffel = 1 BE) sind leicht verdaulich.

Medizinische Untersuchungen und Behandlungen

Soll man wegen ärztlicher Untersuchungen (z.B. Blutuntersuchungen, Ultraschall, Magen- oder Darmspiegelung) nüchtern in die Praxis kommen, sollte folgendermaßen vorgegangen werden:

- Lassen Sie sich einen sehr frühen Termin geben.
- Bei konventioneller Insulintherapie morgens kein Mischinsulin spritzen.
- Bei intensivierter Therapie nur das Verzögerungsinsulin spritzen. Gegebenenfalls Blutzucker kontrollieren und mit wenigen Einheiten Normalinsulin korrigieren.
- Stets an einen Traubenzuckervorrat denken.
- Mit der ersten Mahlzeit nach der Untersuchung können die Insulininjektionen vorgenommen werden.
- Sofern eine Behandlung mit Metformin durchgeführt wird, muss dieses Medikament mehrere Tage vor dem Eingriff abgesetzt werden.

Kraftverkehr

Grundsätzlich bestehen keine Einwände dagegen, dass Menschen mit Diabetes am Straßenverkehr teilnehmen. Verkehrsmedizinische Untersuchungen haben gezeigt, dass sie nicht mehr Unfälle verursachen als Menschen ohne Diabetes.

Eine besondere Gefährdung stellen jedoch Hypoglykämien dar, die das Unfallrisiko stark erhöhen. Zur eigenen Sicherheit und zur Sicherheit anderer Verkehrsteilnehmer müssen mit Insulin behandelte Diabetiker, die als Auto- oder Motorradfahrer am Straßenverkehr teilnehmen, die folgenden Ratschläge und Richtlinien beachten:

- Im Fahrzeug immer ausreichende Mengen von schnell wirksamen Kohlenhydraten (z.B. Traubenzucker) griffbereit halten. Auch der Beifahrer sollte den Aufbewahrungsort kennen.
- Blutzuckerteststreifen im Fahrzeug mitführen.
- Bei Hypoglykämie oder Verdacht auf Hypoglykämie die Fahrt nicht antreten.
- Beim geringsten Verdacht auf Hypoglykämie die Fahrt sofort unterbrechen, schnell wirksame Kohlenhydrate zu sich nehmen und abwarten, bis die Hypoglykämie sicher überwunden ist.
- Gewohnte Verteilung der Mahlzeiten und der Insulininjektionen einhalten.
- Regelmäßige ärztliche Kontrollen und eine halbjährliche Untersuchung der Sehleistung durchführen lassen.

Bei längeren Fahrten gilt:

- Führen Sie aus Sicherheitsgründen und auch aus juristischen Gründen vor Fahrtantritt eine Blutzuckerselbstkontrolle durch und protokollieren Sie das Ergebnis.
- Vor Antritt einer Fahrt nie mehr Insulin spritzen und nie weniger essen als üblich und nie losfahren, ohne etwas gegessen zu haben (z.B. kleine Kohlenhydratmenge).
- Jeweils nach zwei Stunden Fahrtzeit sollten Pausen eingelegt und etwas Kohlenhydrathaltiges gegessen werden.
- Lange Nachtfahrten möglichst vermeiden.
- Die Fahrgeschwindigkeit aus eigenem Entschluss begrenzen.
- Vor und während einer Fahrt keinen Alkohol trinken (auch kein Diätbier).
- Diabetikerausweis, Insulin und Insulinspritzen und gegebenenfalls Glukagon mitführen.

In den ersten Wochen einer neu begonnenen oder stark veränderten Diabetestherapie kann es durch den veränderten Wasserhaushalt zu erheblichen Sehstörungen kommen. Diese Sehstörungen sind meistens vorübergehend, eine Teilnahme am Straßenverkehr ist in diesem Stadium unter Umständen zu gefährlich. In der Regel ist die Teilnahme am Kraftverkehr in den ersten drei Monaten nach Beginn einer Insulintherapie nicht gestattet.

Durch rechtliche Regelungen sind Personen, die Insulin spritzen, von der gewerblichen Personenbeförderung sowie vom Führen von Kraftfahrzeugen der Gruppe 2 (d.h. auch Lkws über 3,5 t) ausgeschlossen, solange kein fachärztliches oder verkehrsmedizinisches Gutachten eine sehr gute Diabetes-Therapie bestätigt sowie weitere gesundheitliche Probleme ausgeschlossen werden (siehe Kapitel Diabetes und Kraftverkehr, Seite 193 ff.).

Urlaub und Reisen

Menschen mit Diabetes können im Prinzip genauso verreisen wie Menschen ohne Diabetes. Die individuellen Bedürfnisse sind höchst unterschiedlich: Einige möchten vielleicht den Alltag hinter sich lassen und ganz anders leben als zu Hause, was beispielsweise die Ernährung und körperliche Aktivität angeht. Sie nehmen dafür etwas höhere Blutzuckerwerte in Kauf. Andere möchten ihren Tagesablauf genauso beibehalten und die Insulintherapie nicht ändern. Beides ist in Ordnung.

Je nach Reiseziel sind entsprechende Vorkehrungen erforderlich:

- Um Missverständnisse und Verständigungsschwierigkeiten zu vermeiden, ist das Mitführen eines internationalen Diabetikerausweises sinnvoll.

- Führen Sie immer ausreichend Insulin mit, da Ihr Insulin nicht überall zu bekommen ist. Es empfiehlt sich, mindestens 50 Prozent mehr Insulin als berechnet mitzunehmen. Im Handgepäck sollten sich Insulin und Materialien zur Blutzuckerkontrolle in ausreichender Menge befinden.

- Der Insulinvorrat sollte kühl, am besten zwischen +2 °C und +8 °C, gelagert werden. Fragen Sie gegebenenfalls vor Reiseantritt nach einem Kühlschrank in Ihrem Zimmer. In sehr heißen Regionen kann eine Kühltasche hilfreich sein.

- Je nach Nahrungsaufnahme und sportlicher Betätigung ändern sich die erforderlichen Insulinmengen oft sehr. Eine entsprechende Kontrolle und Anpassung muss durchgeführt werden.

- Bei hohen Temperaturen und bei körperlicher Anstrengung braucht der Körper meistens weniger Insulin.

- Bei manchen sportlichen Aktivitäten wie Tauchen, Surfen, Drachenfliegen usw. sind Hypoglykämien besonders gefährlich. Die Blutzuckerwerte dürfen vorher nicht zu niedrig sein.

- Vor extremen (sportlichen) Aktivitäten sollten am besten spezielle Informationen eingeholt werden.

- Bei Fernreisen ist es am günstigsten, Zeitunterschiede mit einem kurzwirksamen Insulin (Normalinsulin) zu überbrücken. Beim Flug nach Westen findet ein Zeitgewinn statt, der Körper braucht also mehr Insulin. Dieses Insulin kann am besten in Form eines kurzwirksamen Insulins zugeführt werden.
Beim Flug nach Osten verkürzt sich der Tag, der Körper braucht weniger Insulin. Wird eine konventionelle Insulintherapie durchgeführt, kann man das Mischinsulin je nach Zeitunterschied durch ein- oder zweimaliges Spritzen eines kurzwirksamen Insulins ersetzen.

> **Klären Sie vor Antritt der Reise ab, wie Sie im Ausland krankenversichert sind. Oft ist eine zusätzliche Reisekrankenversicherung zu empfehlen.**

Fußvorsorge

Gerade ein Mensch mit Diabetes sollte seinen Füßen besondere Aufmerksamkeit widmen. Bei langjährigem, besonders bei über längere Zeit schlecht behandeltem Diabetes kann es an Nerven und Gefäßen zu Schädigungen kommen (siehe Kapitel Vorsorgeuntersuchungen und Folgeerkrankungen, Seite 59).

Nervenschäden äußern sich unter anderem durch:
- Kribbeln, „Ameisenlaufen",
- Brennen,
- Verlust der Wahrnehmung von Schmerzen, Wärme und Kälte,
- trockene, rissige Haut,
- vermehrte Bildung von Hornhaut.

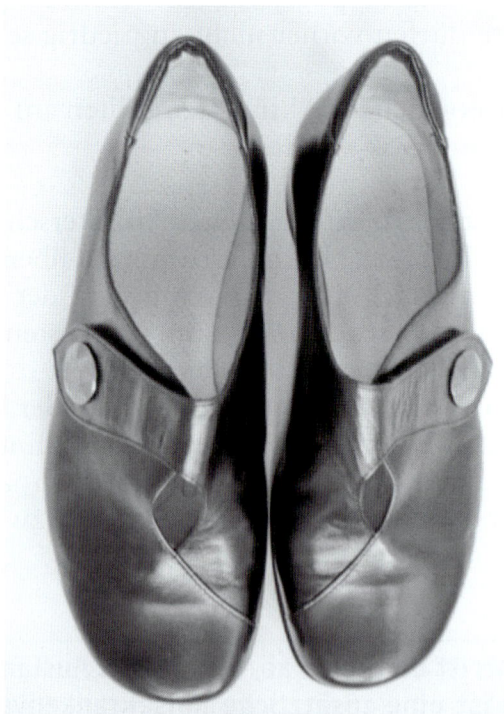

Abbildung 26:
Angepasstes Schuhwerk schützt die Füße

Eine Nervenschädigung liegt auch vor, wenn bei der ärztlichen Untersuchung der Stimmgabeltest schlecht ausfällt, das Kalt-Warm-Empfinden gestört ist oder die Berührung eines dünnen Fadens (Mikrofilament) nicht wahrgenommen wird. Durchblutungsstörungen können sich als Schmerzen in der Wade, im Fuß oder auch im Oberschenkel bemerkbar machen. Sie lassen nach, wenn eine Ruhepause eingelegt wird. Man spricht deshalb auch von der „Schaufensterkrankheit".

Wenn Nerven oder Gefäße an den Füßen nicht in Ordnung sind, sollten bestimmte Vorsichtsmaßnahmen getroffen werden:
- richtige Fußpflege,
- geeignetes Schuhwerk,
- regelmäßige Fußinspektion.

Hilfreiche Tipps zur Fußpflege

1. **Regelmäßig Anschauen** – wenn nötig mit Hilfe eines Spiegels (den Sie praktischerweise auf den Boden legen können) oder durch eine andere Person. Schmerzen sind kein verlässliches Zeichen, da die Schmerzwahrnehmung vermindert sein kann.

   Achtung bei Rötungen, Druckstellen, Schwellungen oder Verletzungen!

2. **Waschen** – Überprüfen Sie die Wassertemperatur mit Hilfe eines Thermometers, 36 °C bis 38 °C sollten nicht überschritten werden. Die Badezeit sollte maximal sechs bis acht Minuten betragen, da die Haut sonst aufweicht. Bei offenen Wunden nicht baden! Benutzen Sie eine hautfreundliche Seife.

   Trocknen Sie Ihre Füße sorgfältig ab, auch die Zehenzwischenräume.

3. **Hornhaut** – entfernen, da sie auf gesundes Gewebe drückt und dort zu Verletzungen führen kann. Benutzen Sie einen Bimsstein oder eine Hornhautfeile. Schere, Hornhauthobel und andere scharfe Gegenstände sind wegen der Verletzungsgefahr ungeeignet.

Hornhaut ist immer die Folge von zu großem Druck. Es ist wichtig, die Ursache zu erforschen und zu beseitigen!

4. **Pflegen** – Cremen Sie Ihre Füße mit feuchtigkeitshaltigen Cremes ein. Der Inhaltsstoff Urea (Harnstoff) erhöht die Wasserbindungsfähigkeit der Haut. Dadurch wird die Hautbarriere dichter, kleinste Risse können sich schließen und das Risiko für Infektionen sinkt. Ungeeignet sind Öle und Zinkpasten, da sie die Haut austrocknen.

5. **Nagelpflege** – Nägel gerade schneiden (mit einer abgerundeten Schere), nur am Rand ein wenig nachfeilen. Nehmen Sie dazu eine Feile und keine spitzen oder scharfen Gegenstände. Eingewachsene Nägel sollten immer von Fachleuten behandelt werden.

6. **Strümpfe** – Sie sollten kein enges Bündchen oder auftragende Nähte haben. Vermeiden Sie Faltenbildung und achten Sie auf einen hohen Baumwollanteil.

7. **Schuhe** – Nachmittags sind die Füße dicker als morgens, daher Schuhe am besten nachmittags kaufen. Neue Schuhe sollten vorsichtig eingetragen werden. Achten Sie im Schuhinneren auf Fremdkörper, drückende Nähte oder scheuerndes Innenfutter. Wichtig ist guter Halt, ausreichender Platz sowie breite, weiche Kappen.

Bei einer Nervenstörung sollte Schuhwerk mit druckentlastenden Einlegesohlen getragen werden; sie können vom Diabetologen verordnet werden.

8. **Hühneraugen und Verletzungen** – sollten Sie niemals selbst behandeln. Desinfizieren Sie die betroffene Stelle und decken Sie sie mit einem sterilen Pflaster ab. Anschließend sollten Sie einen Arzt oder medizinisch geschulten Fußpfleger (Podologen) aufsuchen.
Bei Entzündungszeichen (Rötung, Schwellung, Schmerzen, Fieber) sollten Sie keine Zeit verlieren und unverzüglich zu einem Arzt gehen.

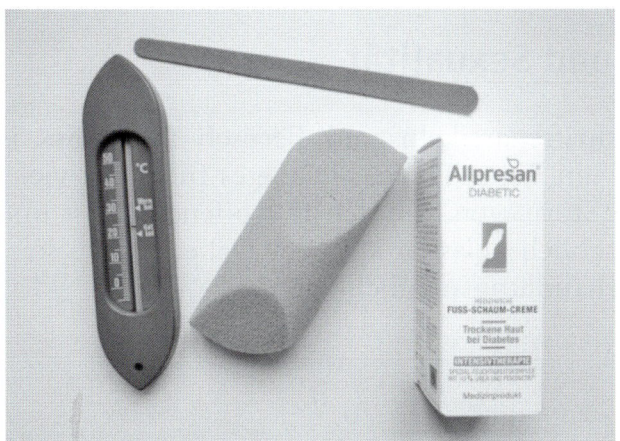

Abbildung 27:
Zur Pflege der Füße werden geeignete Hilfsmittel benötigt

9. **Fußpilz** – entsteht leicht zwischen den Zehen. Die Haut ist gerötet, nässt, juckt und es bilden sich kleine Hautschuppen. Lassen Sie sich vom Arzt ein geeignetes Medikament (Salbe/Spray) verschreiben. Wechseln Sie täglich Handtuch und Strümpfe, die Sie dann mit der Kochwäsche waschen. Die Schuhe sollten desinfiziert werden.

Auch wenn der Fußpilz nicht mehr zu sehen ist, soll die Behandlung noch ca. zwei Wochen fortgesetzt werden, um auch die Pilzsporen zu vernichten.

10. **Neuropathie** – Wenn Sie eine Neuropathie haben, vermeiden Sie:
    - Verletzungen der Füße (z.B. Barfußlaufen in freier Natur wegen Dornen, spitzen Steinen oder Scherben),
    - Wärmflaschen bzw. Heizkissen zu benutzen (Gefahr unbemerkter Verbrennungen),
    - Sandalen mit Profil-/Noppeneinlagen zu tragen.

Scheuen Sie sich nicht, auch mit kleinen Verletzungen an den Füßen zum Arzt zu gehen. Wichtig ist die sofortige fachgerechte Behandlung der Wunde, auch wenn diese noch so klein ist!

Diabetes und Sexualität

Trotz Zeitschriftenartikeln und Fernseh-Talkshows ist Sexualität noch immer ein Tabu-Thema: Diabetes führt bei vielen Menschen zu sexuellen Störungen, die den Betroffenen selbst und seine Partnerschaft erheblich belasten können. Dabei gibt es seit einiger Zeit geeignete Behandlungsmöglichkeiten.

Häufigkeit

Ungefähr jeder zweite Mann mit Diabetes im mittleren Lebensalter leidet unter sexuellen Störungen. Meistens handelt es sich dabei um die so genannte erektile Dysfunktion, d.h. das Glied wird nicht mehr ausreichend steif. Oft leiden Männer auch unter einem Verlust des sexuellen Verlangens. Seltener verliert der Penis seine Sensibilität oder der Samenerguss bleibt aus.

Bei Frauen mit Diabetes ist das Ausmaß sexueller Probleme bislang kaum erforscht, über ihre Häufigkeit gibt es nur spärliche Erkenntnisse. Es scheint jedoch sicher, dass bei Frauen mit Diabetes überdurchschnittlich oft das sexuelle Verlangen nachlässt und dass bei ihnen schmerzhafte Entzündungen und trockene Schleimhäute im Genitalbereich den sexuellen Kontakt beeinträchtigen.

Ursachen

Häufigste körperliche Ursache von sexuellen Störungen bei Männern mit Diabetes ist die autonome Neuropathie (siehe Kapitel Erkrankung der Nerven, Seite 66). Durch den chronisch erhöhten Blutzucker verlieren die Nerven im Genitalbereich allmählich ihre Funktion, die ausreichend lange und kräftige Versteifung des Penis kommt immer seltener zustande; schließlich ist eine Erektion überhaupt nicht mehr möglich. Es gibt jedoch auch andere Gründe. Mögliche Ursachen von sexuellen Störungen bei Männern mit Diabetes sind:

- Neuropathie (Störung der Nervenfunktion),
- Durchblutungsstörungen,
- Medikamenten-Nebenwirkungen (z.B. Beta-Blocker gegen Bluthochdruck),
- stark erhöhte Blutzuckerwerte,
- Hormonstörungen,
- Veränderungen am Penis,
- Operationsfolgen (z.B. im Beckenbereich),
- andere schwere Erkrankungen,
- seelische oder soziale Belastungen (z.B. Sorge um die Gesundheit, Angst um den Arbeitsplatz, beruflicher Stress, familiäre Probleme, Angst vor dem sexuellen Versagen, Depressionen).

Ursachen für Beeinträchtigungen der Sexualität von Frauen mit Diabetes sind häufig depressive Verstimmungen, Hormonschwankungen (z.B. im Zusammenhang mit den Wechseljahren) sowie schmerzhafte Entzündungen im Genitalbereich.

Eine **Hormonbehandlung** ist nur sinnvoll bei nachgewiesenen hormonellen Störungen (z.B. Geschlechtshormone, Schilddrüse).

Medikamenten-Nebenwirkungen als Ursache einer erektilen Dysfunktion müssen ausgeschlossen werden. Nach Absetzen derartiger Arzneimittel bessert sich gegebenenfalls die sexuelle Funktion rasch. Medikamente sollten jedoch nur in Absprache mit dem Arzt abgesetzt werden.

Eine **Normalisierung der Blutzuckerwerte** kann sexuelles Verlangen und Erektionsfähigkeit deutlich steigern.

Vakuumpumpe: Bei der Anwendung der Vakuumpumpe wird durch den entstehenden Unterdruck Blut in den Penis gezogen, so dass dieser ausreichend steif und verdickt wird. Die so herbeigeführte Erektion wird mit Hilfe eines Gummibandes, das über den Penis gestreift wird, für ca. 30 Minuten aufrechterhalten. Schwerwiegende medizinische Nebenwirkungen bestehen bei korrekter Anwendung dieser Methode nicht, das Gummiband wird jedoch gelegentlich als

Ausführliches Arztgespräch: u.a.
- Krankengeschichte: Operationen, Unfälle, Komplikationen, Medikamente etc.
- Dauer und Entwicklung der sexuellen Probleme
- Lebenssituation: Beruf, Dauer der Partnerschaft, Kinder etc.
- Belastungen: Überlastung am Arbeitsplatz, Partnerschaftsprobleme, Schulden, chronische Schmerzen etc.

Körperliche Untersuchung: u.a.
- Untersuchung der Geschlechtsorgane
- Neurologische Untersuchung
- Blutuntersuchungen (HbA$_{1c}$, Blutzucker, Nierenfunktion, Schilddrüsen- und Geschlechtshormone etc.)

und/oder

Psychosoziale/ psychotherapeutische Hilfe
ggf. weiterführende Diagnostik wie Anamnesegespräch, psychologische Fragebögen, Paargespräch etc.

- Psychologische Einzelberatung
- Sexualtherapie
- Familien-/Paartherapie

Medizinische Hilfe
ggf. weiterführende Diagnostik, wie Messung der nächtlichen Spontanerektion, Ultraschalluntersuchungen etc.

- Vakuumpumpe
- Schwellkörperinjektion
- Medikamentenabgabe in die Harnröhre
- operative Einbringung einer Penis-Prothese
- Tabletten-Behandlung *(Viagra®)*
- Hormonersatzbehandlung
- ggf. Änderung der Medikation bei Medikamentennebenwirkungen
- Normalisierung der Blutzuckerwerte

Abbildung 28:
Untersuchungen und Behandlungsmethoden bei sexuellen Problemen von Männern

störend empfunden. Über 80 Prozent der Behandelten sind mit dem Erfolg der Therapie zufrieden.

Schwellkörper-Injektion (SKAT): Bei der Schwellkörper-Injektion wird mittels einer Insulin-Spritze oder eines Pens (Caverject®) ein Medikament (Prostaglandin E1) in den Penis eingespritzt. Circa 15 Minuten später kommt es zu einer Erektion, die etwa eine Stunde lang anhält. Über 70 Prozent der Patienten sind mit dem Ergebnis dieser Methode zunächst zufrieden, führen sie oft aber nicht dauerhaft durch. Das liegt vermutlich an den relativ häufigen Nebenwirkungen: Schmerzen an der Einstichstelle und im Penis, örtliche Blutergüsse, stark verlängerte Erektionen und Kreislaufprobleme. Eine gründliche Einweisung durch einen erfahrenen Urologen ist erforderlich.

Erektionsfördernde Medikamente: Bekannt geworden sind die Substanzen Sildenafil (Viagra®), Tadalafil (Cialis®) und Vardenafil (Levitra®). Bei ca. 60 Prozent der Männer mit Diabetes kann etwa 30 Minuten nach der Einnahme eine Erektion zustande kommen. Die Wirkdauer ist je nach Präparat sechs bis 36 Stunden. Nebenwirkungen (Kopfschmerzen, Sehstörungen, Hitzewallungen, Verdauungsstörungen) sind relativ häufig. Mögliche Risiken durch die Einnahme, insbesondere beim Vorliegen von Herzerkrankungen, müssen mit dem Arzt gründlich abgeklärt werden. Die so genannten Phosphodiesterase-Hemmer wirken nicht, wenn das sexuelle Verlangen des Mannes beeinträchtigt oder erloschen ist.

MUSE: Die Einbringung eines Medikaments in die Harnröhre (intraurethrale Applikation – MUSE) bringt zwar 60 Prozent der Anwender eine zufriedenstellende Erektion, ist aber mit zahlreichen Nebenwirkungen und Unannehmlichkeiten belastet.

Penis-Prothese: Die operative Versorgung mit einer Penis-Prothese stellt eine sehr Erfolg versprechende, wenn auch aufwändige und nicht ganz risikofreie Behandlungsmöglichkeit dar. In den Schwellkörper werden luftballonartige Hohlkammern eingepflanzt, die bedarfsweise mit Gas oder Flüssigkeit gefüllt werden, wodurch dann eine Erektion herbeigeführt wird. Bei erfahrenen Operationsteams ist die Erfolgsquote hoch, jedoch muss auch dort in ca. fünf Prozent der Fälle mit Komplikationen (Infektionen, mechanische Probleme) gerechnet werden. Durch Implantation einer Penisprothese wird die Anwendung anderer Behandlungsverfahren zu einem späteren Zeitpunkt unmöglich.

Psychologische Beratungen und Psychotherapie haben im Zusammenhang mit sexuellen Störungen einen hohen Stellenwert. Es können zum einen seelische Ursachen erkannt und erfolgreich behandelt werden. Zum anderen können die Auswirkungen der sexuellen Störung auf die seelische Verfassung des Betroffenen und für die Partnerschaft betrachtet und gemildert werden. Unter Umständen sind auch eine Sexual- oder Paartherapie hilfreich. Das sexuelle Verlangen kann auch aufgehoben sein, wenn die Betroffenen starken Alltagsbelastungen ausgesetzt sind: Überforderung am Arbeitsplatz, Pflege von Angehörigen, chronische Konflikte in Familie, Nachbarschaft oder Beruf. Die Lösung derartiger Probleme wirkt sich oft günstig auf die Sexualität aus.

Leider vermitteln pornografische Filme ein völlig unrealistisches Bild von menschlicher Sexualität, demzufolge Männer allzeit bereit und unbegrenzt leistungsfähig zu sein haben. Nicht wenige meinen, diesem Bild entsprechen zu müssen, und setzen sich dadurch unter Leistungsdruck. Dadurch entsteht Angst vor sexuellem Versagen. Versagensangst ist ein sicherer Lustkiller, der vielfach erst zu sexuellem Versagen führt und sich damit selbst verstärkt. In der Beratung oder Therapie wird man sich deshalb darum bemühen, Leistungsdruck zu vermeiden und Entspannung als wichtigste Voraussetzung für eine genussvolle und befriedigende Sexualität zu ermöglichen.

Die **Behandlung sexueller Probleme bei Frauen** richtet sich nach den wesentlichen Beschwerden. Häufig bestehen depressive Verstimmungen, die eine psychotherapeutische und/oder medikamentöse Behandlung erforderlich machen. Gegebenenfalls sind auch Sexualberatung und Paartherapie sinnvoll. Im mittleren Lebensabschnitt können Hormonbehandlungen hilfreich sein, die aber in enger Abstimmung mit dem Frauenarzt erfolgen müssen. Normalisierte Blutzuckerwerte wirken sich oft günstig auf die allgemeine

Stimmung, das sexuelle Verlangen und die sexuelle Empfindungs-
fähigkeit aus. Gute Blutzuckerwerte verbessern auch die Feuchtigkeit in der Scheide und verhindern störende Infektionen im Genitalbereich und an den Harnwegen. Bestehende Entzündungen sollten
rasch und gründlich behandelt werden, um störende Beschwerden
beim Verkehr zu vermeiden. Bei trockenen Schleimhäuten in der
Scheide können Gleitcremes (z.B. Vagisan®) Erleichterung bringen.

Behandlung sexueller Störungen bei Frauen mit Diabetes
- Normalisierung der Blutzuckerwerte
- Behandlung von Infektionen im Genitalbereich und an den
  Harnwegen
- Anwendung von Gleitcremes
- Hormonbehandlung
- Psychotherapie, Partnerberatung

Zum Umgang mit sexuellen Problemen in der Partnerschaft

In jeder Beziehung zwischen zwei Menschen wirkt eine sexuelle
Störung bei einem Partner stets auf das Paar ein. Auch wenn die betroffenen Menschen nicht über die Störung sprechen, wird sie wahrgenommen und jeder macht sich seine Gedanken darüber.

Männer mit sexuellen Störungen erleben diese oft als Kränkung ihres männlichen Selbstwertgefühls, sie fühlen sich als „Versager" und
reagieren nicht selten mit stillem Schmerz und tiefer Trauer auf den
Verlust ihrer Fähigkeit zum Geschlechtsverkehr. Häufig sind Männer
aber auch nicht darauf vorbereitet, dass die sexuelle „Leistungsfähigkeit" im Laufe des Lebens nachlässt. Das ist ein an sich normales
Phänomen, von dem auch Männer ohne Diabetes betroffen sind.
Oft gelingt es älter werdenden Paaren mit anderen lustvollen, ihrem
Alter und ihren Möglichkeiten angemessenen sexuellen Handlungen
Befriedigung zu finden. Nicht selten entspricht aber auch ein Nach-
lassen sexueller Aktivitäten einem stillen Bedürfnis eines Partners
oder auch beider Partner.

Menschen reagieren sehr unterschiedlich, wenn der Partner ohne Erklärung sein sexuelles Verhalten ändert. Oft entsteht Unsicherheit und Verwirrung, nicht selten auch Misstrauen. Wichtig ist nach unseren Erfahrungen, dass die Betroffenen in ein offenes Gespräch miteinander kommen, in dem sie sich über die sexuelle Störung und die dadurch entstehenden Gefühle austauschen.

Eine sexuelle Störung bei einem der Partner kann aber auch Ausdruck und Folge einer ernsthaften Krise der Beziehung sein. In diesen Fällen können unüberlegte medizinische Behandlungen, z.B. mit Vakuumpumpe oder Tabletten, gefährlich sein, da sie die Beziehungskrise unter Umständen noch verschärfen. Eheberatung oder Psychotherapie sind in solchen Situationen hilfreich und erforderlich.

Sprechen Sie mit Ihrem Partner über Ihre Probleme und Sorgen!

Neue Entwicklungen bei der Behandlung des Diabetes mellitus

Über die Behandlung des Diabetes sind aus den Medien laufend Neuigkeiten zu erfahren. Wir wollen den aktuellen Stand dieser Entwicklungen darstellen.

Unblutige Blutzuckermessung

Die zahlreichen Blutzuckerselbstmessungen werden häufig als unangenehm und belastend empfunden. Jedes Mal findet eine kleine Körperverletzung statt, bei manchen Menschen entstehen im Laufe der Jahre auch Veränderungen an den Fingerkuppen. Seit vielen Jahren forscht daher die Industrie, um Blutzuckermesssysteme zu entwickeln, bei denen eine Verletzung der Haut nicht mehr erforderlich ist. Leider ist es trotz intensiver Bemühungen bisher nicht gelungen, Geräte zur unblutigen Blutzuckermessung mit einer ausreichenden Messgenauigkeit herzustellen. Derzeit werden lasergestützte Systeme getestet. Es bleibt abzuwarten, ob sie sich als alltagtauglich erweisen. Die vorhandenen CGM- und FGM-Systeme (siehe Abschnitt Blutzuckerselbstkontrolle) können aber die Anzahl blutiger Messungen deutlich reduzieren und damit zu einer Entlastung führen.

Die künstliche Bauchspeicheldrüse

Rein technisch war das Problem schon seit langem gelöst: 1979 wurde mit der „Ulmer Zucker-Uhr" die erste funktionsfähige künstliche Bauchspeicheldrüse vorgestellt. In ihr wird in Abhängigkeit von den gemessenen Blutzuckerwerten vollautomatisch die richtige Insulinmenge abgegeben.

Mittlerweile steht das erste so genannte Closed-loop-System vor der Zulassung für den deutschen Markt. Es führt die automatisierte ständige Blutzuckermessung und Insulinabgabe zusammen. Das System besteht aus einem Sensor, der die Glukosekonzentration im Unterhautfettgewebe misst, einer Insulinpumpe und einem Infusionsset, das die Pumpe mit dem Körper verbindet. Vom Sensor wird die Glukosekonzentration in Fünf-Minuten-Intervallen gemessen. Von der Insulinpumpe wird automatisch eine an den Wert angepasste Dosis Insulin abgegeben, beziehungsweise bei niedrigen Blutzuckerwerten die Insulinzufuhr unterbrochen. Der Patient muss aber den Umfang der geplanten Kohlenhydrat-Aufnahme in das System eingeben. Ein Smartphone oder ein separates CGM-System sind nicht notwendig.

Inselzell-Transplantation

Seit vielen Jahren beschäftigen sich Forscher mit Möglichkeiten, einen bestehenden Diabetes zu heilen. Dabei wird unter anderem versucht, aus gesunden Bauchspeicheldrüsen funktionsfähige insulinproduzierende Zellen (Inselzellen) herauszulösen und sie nach einer komplizierten Aufbereitung einem Menschen mit Diabetes einzuspritzen. Bei ca. 80 Prozent der behandelten Patienten stellt sich ein Erfolg ein, d.h. die körpereigene Insulinproduktion kommt wieder in Gang. Als Probleme dieser Behandlung sind die hohen Kosten (ca. 500.000 Euro) sowie die lebenslange medikamentöse Therapie zur Vermeidung einer Abstoßung mit ihren Kosten und Risiken anzusehen.

Bauchspeicheldrüsen-Nieren-Transplantation

Bei Menschen, die an einem Diabetes mellitus erkrankt sind, ist eine Bauchspeicheldrüsen-Transplantation möglich. Wegen der sehr geringen Zahl von verfügbaren Spenderorganen wird eine derartige Operation in der Regel nur bei Patienten vorgenommen, bei denen wegen eines Nierenversagens auch eine Blutwäsche (Dialyse) durchgeführt wird. Diese Patienten erhalten gleichzeitig auch eine neue Niere. Nach dem Eingriff besteht wieder eine ausreichende körpereigene Insulinproduktion, und die Dialyse ist nicht mehr nötig. Wie bei allen Transplantationen ist jedoch eine lebenslange medikamentöse Therapie erforderlich, um Abstoßungsreaktionen zu verhindern.

Erfahrene Behandlungsteams erreichen bei über 80 Prozent ihrer Patienten eine dauerhaft störungsfreie Funktion der transplantierten Organe. Transplantationen verbessern die Lebenserwartung und die Lebensqualität der schwer kranken Patienten nachhaltig.

Bariatrische Operation

Seit einigen Jahren wird immer häufiger eine operative Behandlung von Menschen mit starkem Übergewicht durchgeführt. Die entsprechenden Operationsverfahren sind das Magenband („gastric banding"), der Schlauchmagen („sleeve-gastrectomy") und der Magen-Bypass („gastric bypass"). Bei sehr vielen Patienten wird das Übergewicht durch derartige Eingriffe langfristig erheblich reduziert, und der Diabetes Typ 2 verschwindet dadurch. Das körperliche Wohlbefinden und die seelische Verfassung bessern sich bei den meisten Menschen nach einer so genannten bariatrischen Operation erheblich.

Die Entscheidung zu einer gewichtsverringernden Operation muss jedoch gut abgewogen und mit ausgewiesenen Fachleuten besprochen werden, da auch erhebliche Risiken bestehen: Die Operation selbst ist nicht ungefährlich. Während ein Magenband operativ wieder entfernt werden kann, wenn es sich nicht bewährt, werden durch die anderen Operationsverfahren Veränderungen am Magen-Darm-Kanal vorgenommen, die nicht mehr rückgängig gemacht werden können. Je nachdem welche Operation durchgeführt wurde, kann es zu schwerer Mangelernährung kommen. Vor und auch langfristig nach dem Eingriff sind ernährungsmedizinische Regeln konsequent einzuhalten. Es ist z.B. nicht mehr möglich, normale Portionen zu essen. Stattdessen muss das Essen auf viele kleine Mahlzeiten am Tag verteilt werden. In vielen Fällen müssen lebenslang zusätzlich Vitamine und Spurenelemente eingenommen werden. Bei manchen Patienten stellen sich nach der Operation und der starken Gewichtsabnahme ernsthafte seelische Probleme wie Depressionen und Selbstmordgedanken ein. Abschließend muss angemerkt werden, dass die Operation nicht in jedem Fall zum gewünschten Erfolg führt.

Kann der Ausbruch eines Diabetes verhindert werden?

Wissenschaftler beschäftigen sich seit vielen Jahren damit, wirksame Maßnahmen zur Verhütung eines Diabetes zu entwickeln (z.B. Impfung, Veränderungen des Genmaterials). Erfolge dieser Bemühungen sind derzeit nicht in Sicht. Als wirkungsvollste, nicht-operative Maßnahmen, den Ausbruch eines Diabetes Typ 2 zu verzögern oder zu verhindern, gelten nach wie vor nur eine erfolgreiche Gewichtskontrolle sowie regelmäßige körperliche Aktivität. Etablierte Maßnahmen zur Verhütung eines Diabetes Typ 1 gibt es leider derzeit nicht.

Können Medikamente die Folgekrankheiten beseitigen?

Zentrales Problem des Diabetes sind die Spätfolgen. Sie entstehen durch Veränderungen an Nerven oder Blutgefäßen. Leider gilt nach wie vor: Durch die Normalisierung von Blutzucker, Blutfetten und Blutdruck sowie durch Nikotinverzicht kann oft eine weitere Verschlimmerung verhindert werden, eine nachhaltige „Reparatur" der eingetretenen Veränderungen ist nicht möglich. Medikamente, die Blutgefäße oder Nerven reparieren können, gibt es derzeit nicht.

Vieles ist bei der Behandlung des Diabetes im Fluss. Aktuelle Neuigkeiten werden im Diabetes-Journal, auf den Gesundheitsseiten von Zeitungen, in Fachsendungen von Hörfunk und Fernsehen sowie auf Veranstaltungen wie den Diabetiker-Tagen besprochen. Viele interessante Informationen sind auch im Internet zu finden. Entsprechende Kontaktadressen finden Sie im Anhang.

2.
Ernährung

Die Ernährung hat einen hohen Stellenwert bei der Behandlung des Diabetes. Bereits geringe Änderungen der Ernährungsgewohnheiten können Blutzucker, Blutdruck und Blutfette positiv beeinflussen und so das Risiko für Folgeerkrankungen senken. Der Blutzucker jedes Menschen wird wesentlich durch Insulin und Essen reguliert. Insulin senkt den Blutzucker, kohlenhydrathaltige Speisen und Getränke erhöhen ihn.

Bei Menschen mit Diabetes, die Insulin spritzen oder Sulfonylharnstoffe/Glinide einnehmen, ist es erforderlich, die kohlenhydrathaltigen Speisen und Getränke in BE (Berechnungseinheit) zu berechnen. Einzelheiten zu diesem Thema finden Sie im Kapitelabschnitt Berechnung der Kohlenhydrate in BE, Seite 143 ff.

Gesund und abwechslungsreich genießen

Gesunde Mischkost heißt:
- Tägliche Trinkflüssigkeit ca. 1,5 bis 2 l, z.B. Wasser, ungesüßter Tee,
- täglich zwei Portionen Obst und drei Portionen Gemüse/Salat,
- Getreideprodukte, wie z.B. Brot, Nudeln, Reis möglichst aus Vollkorn,
- auch Kartoffeln und Hülsenfrüchte gehören auf den Speiseplan,
- fettarme Milch, Milchprodukte, Käse bevorzugen,
- fettarmes Fleisch, Geflügel, Wurst und Eier in Maßen,
- Seefisch mindestens einmal wöchentlich,
- täglich hochwertige pflanzliche Öle, z.B. Rapsöl, Olivenöl,
- Süßes und Fettreiches selten und in Maßen.

Die Ernährungspyramide hilft, Mahlzeiten günstig zusammenzustellen.

Eine gesunde Mischkost schließt gesunde Zubereitung mit ein. Das bedeutet:
- Gemüse und Obst überwiegend frisch verwenden, lange Lagerungen vermeiden.

133

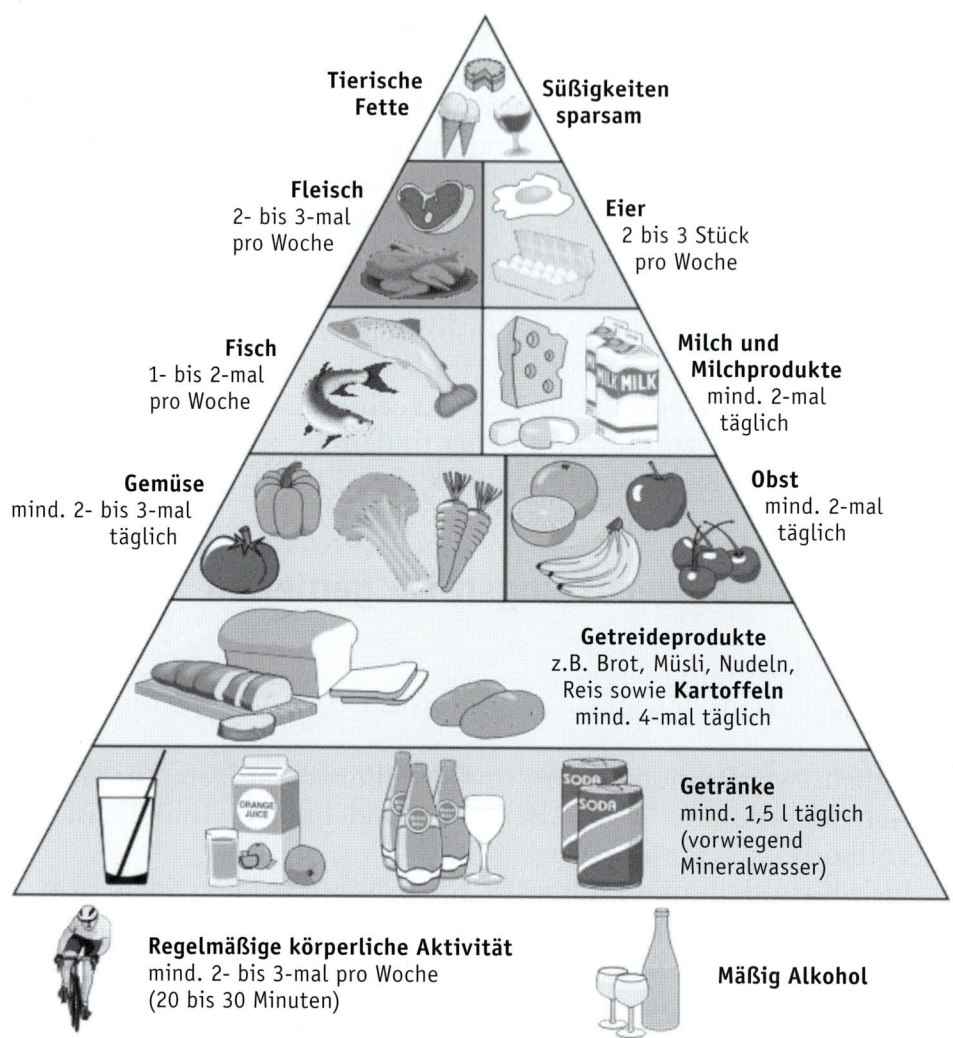

Abbildung 29:
Die Ernährungspyramide zeigt die empfohlene Zusammensetzung der täglichen Nahrung

- Lebensmittel so naturbelassen wie möglich verzehren. Fertigprodukte selten verwenden oder vermeiden.
- Vitaminschonende Zubereitung: Gemüse dünsten statt kochen. Garzeiten so kurz wie möglich halten. Warmhalten der Speisen vermeiden.
- Viel mit frischen Kräutern arbeiten.

- Fett sparen beim Zubereiten: beschichtete Pfannen verwenden, Backpapier für das Backblech. Dünsten, Grillen statt Frittieren und Panieren.

Bestandteile unserer Nahrung

Die Bestandteile unserer Nahrung sind
- die drei Hauptnährstoffe Fett, Kohlenhydrate und Eiweiß als energieliefernde Inhaltsstoffe,
- die energiefreien Inhaltstoffe Wasser, Vitamine, Ballaststoffe, Mineralstoffe und Spurenelemente.

Der Energiegehalt der Hauptnährstoffe wird in Kilokalorien (kcal) bzw. Kilojoule (kJ) angegeben. Es sind enthalten in

1 g Eiweiß   4 kcal,
1 g Kohlenhydrate   4 kcal,
1 g Fett   9 kcal.

Ein Gramm Fett liefert somit mehr als doppelt so viel Energie wie die gleiche Gewichtsmenge Eiweiß oder Kohlenhydrate.

Alle Nährstoffe sind lebenswichtig. Eiweiß wird unter anderem zum Aufbau von Zellen benötigt, Fett unter anderem zur Aufnahme einiger Vitamine und zur Energiegewinnung, Ballaststoffe zur Verdauung, Vitamine, Mineralstoffe und Spurenelemente für viele Stoffwechselvorgänge. Für Menschen mit Diabetes sind Kohlenhydrate von besonderer Bedeutung, da sie Blutzucker erhöhend wirken. Sie sollten aber nicht an den Kohlenhydraten sparen, denn sie sind wichtige Energielieferanten. Wenn Sie den Wunsch nach einer Gewichtsabnahme haben, sparen Sie lieber am Fett, d.h. nicht am Brot, sondern am fettreichen Belag, nicht an Nudeln, sondern an der Soße.

Blutzuckerwirkung von Lebensmitteln

Tabelle 6:
Blutzuckerwirkung von Lebensmitteln

Blutzucker erhöhend sind	Nicht Blutzucker erhöhend sind
kohlenhydratreiche Lebensmittel – Milch/Milchprodukte, z.B. Joghurt, Dickmilch, Buttermilch, Kefir – Obst – Getreide und Getreideprodukte, z.B. Brot, Mehl, Gries, Reis, Nudeln, Mais – Kartoffeln und Kartoffelprodukte, z.B. Pommes frites, Püree, Klöße, Kroketten – Zucker, z.B. in Süßigkeiten, Kuchen, Eis, Sirup, Honig, Cola – einzelne Gemüse: Kidneybohnen, Saubohnen	**wasserreiche Lebensmittel** z.B. Gemüse, Salat **fettreiche Lebensmittel** z.B. Butter, Margarine, Öl, Sahne, Schmalz, Majonäse **eiweiß- und fettreiche Lebensmittel** z.B. Fleisch, Wurst, Geflügel, Eier, Käse, Fisch

Hülsenfrüchte (Erbsen, Bohnen, Linsen) sind zwar kohlenhydratreich, enthalten aber sehr viele Ballaststoffe, so dass ein tiefer Teller voll den Blutzucker nur gering ansteigen lässt.

Achtung: Die im Eintopf enthaltenen Kartoffeln haben schon einen größeren Einfluss auf den Blutzucker.

Auch Nüsse, Kerne und Samen (z.B. Erd-, Kokos-, Wal-, Haselnüsse, Pistazien, Mandeln, Leinsamen, Mohn) sind kohlenhydratreich, enthalten aber auch viel Fett und Ballaststoffe, so dass sich eine Handvoll davon kaum auf den Blutzucker auswirkt.

Verschiedene kohlenhydratreiche Lebensmittel verändern den Blutzucker unterschiedlich schnell.

Je mehr Fett und/oder Ballaststoffe eine Speise enthält, desto langsamer steigt der Blutzucker an.

Lebensmittel, die den Blutzucker *sehr schnell ansteigen* lassen:
• Zucker in konzentrierter Form und zuckerreiche Getränke, z.B. Traubenzucker, Haushaltszucker, Honig,
• Cola, Limonade,
• Fruchtsaftgetränk.

Diese Lebensmittel sind zur Behandlung von Unterzuckerungen geeignet.

Lebensmittel, die den Blutzucker *schnell ansteigen* lassen:
• Weißmehlprodukte ohne jegliche Eiweiß- oder Fettzugabe und Obst, z.B.: Weißbrot, Toast, helle Brötchen,
• Zwieback, Cornflakes,
• Banane, Wassermelone, Obstkonserven.

Mahlzeiten, die den Blutzucker *mittelschnell ansteigen* lassen: kohlenhydrathaltige Lebensmittel, u.a. in Verbindung mit Fett bzw. Eiweiß und Fett, z.B.:
• Mischbrot mit Käse oder Wurst,
• Kartoffeln, Gemüse, Fleisch und Sauce,
• Schokolade,
• Äpfel, Birnen, Trauben, Aprikosen, Pfirsiche, Erdbeeren.

Mahlzeiten, die den Blutzucker *langsam ansteigen* lassen: ballaststoffreiche Lebensmittel in Verbindung mit Fett oder sehr fettreiche Lebensmittel, z.B.:
• Müsli,
• Vollkornbrot mit Butter und Fleischwurst,
• Buttercremetorte,
• Erbsensuppe mit Mettwurst,
• Bratkartoffeln, Spiegelei und Rohkostsalat.

Gesund und dauerhaft abnehmen

Wenn Sie abnehmen wollen, empfiehlt sich eine kalorienreduzierte bzw. fettreduzierte Mischkost. Um den ungefähren Kalorienbedarf eines Menschen zu errechnen, bestimmt man zuerst das Normalgewicht mit der einfachen Formel: Körpergröße in cm minus 100. Anschließend multipliziert man dieses mit 30/35/40 kcal für leichte/mittlere/schwere körperliche Tätigkeit am Tag.

Beispiel:
Körpergröße: 1,80 m; 180 cm minus 100 = 80
Leichte Tätigkeit (Büroarbeit): 30 × 80 = 2.400 kcal pro Tag

Wenn eine übergewichtige Person diese Kalorienmenge zu sich nimmt, wird sie langsam, aber stetig abnehmen. Denn Übergewicht entsteht dadurch, dass die Energiezufuhr längere Zeit über dem Energiebedarf liegt. Auch Bewegung unterstützt die Gewichtsabnahme, da sie den Kalorienverbrauch erhöht.

Bei einem solchen Vorgehen müssen Sie sich nur wenig einschränken. Anders ist das bei so genannten Crashdiäten oder einseitigen Diäten (z.B. Kohlsuppendiät, Ananas-Diät), bei denen die tägliche Kalorienmenge stärker reduziert wird. Zwar erzielen Sie kurzfristig gute Erfolge, es kommt aber meistens rasch wieder zu einer erneuten Gewichtszunahme (Jojo-Effekt). Die starken Einschränkungen bewirken eine hohe Rückfallgefahr. Wer gesund und dauerhaft abnehmen will, sollte seine Ernährungsgewohnheiten langfristig umstellen und eine Gewichtsreduktion von 0,5-1 kg pro Woche anstreben.

Tabelle 7 soll Ihnen bei der Auswahl der Lebensmittel helfen.

Tabelle 7: Lebensmittelalternativen

☹ STATT	☺ BESSER
Wurst, Fleisch	
Mett- oder Leberwurst Salami Fleischwurst, Fleischsalat Mett, Gehacktes Bauchfleisch, Speck Bratwurst	Schinken ohne Fettrand Geflügelaufschnitt Aspik oder Sülze wie Corned-Beef Geflügelfleisch ohne Haut Rindfleisch Schweinefilet
Milchprodukte	
Milch mit 3,5% Fettgehalt und mehr	Milch mit 1,5% Fettgehalt und weniger
fettreiche Milchprodukte wie Sahne, Crème fraîche, Schmand, Sahnejoghurt, Sahnequark	Milchprodukte wie Buttermilch, Dickmilch, Magerquark, Joghurt bis 1,5% Fettgehalt
Käsesorten mit Fettgehalt über 30% i.Tr., z.B. Brie, Gouda, Feta, Butterkäse, Mozzarella, Doppelrahmfrischkäse	Käsesorten mit Fettgehalt bis 30% i.Tr. wie Hüttenkäse, Harzer, fettreduzierter Schnitt- oder Frischkäse
Fisch	
Aal, Makrele, Hering	Seelachs, Rotbarsch, Forelle, Seezunge
Fischkonserven mit Öl, z.B. Thunfisch in Öl, Ölsardinen	Thunfisch in Wasser
Heringssalat, Räucherlachs	Schalen- und Krustentiere, z.B. Krabben, Krebse
panierter Fisch, Fischstäbchen oder Tintenfisch-Ringe	gedünsteter Fisch
Fette	
Margarine oder Butter, z.B. auch in Gemüse oder Soßen	fettreduzierte Streichfette wie Halbfettmargarine oder Joghurtbutter
gehärtete Pflanzenfette, Palm-, Kokosöl	hochwertige Pflanzenöle wie Raps-, Oliven- oder Distelöl
Getränke	
Fruchtsaft, Fruchtnektar Limonade, Cola Eistee Alkoholische Getränke, z.B. Bier, Wein	Mineralwasser Saftschorle ungezuckerte Früchte-, Kräutertees Light-Getränke
Snacks	
Schokolade, Schokoriegel Chips, Erdnussflips Nüsse	Popcorn ungesüßt, z.B. mit Salz Reiswaffeln Salzstangen Obst oder Rohkost mit Joghurt-Dips

Tipps zur Veränderung des Essverhaltens

Sich auf eine gesunde Mischkost umzustellen, ist oft leichter, als man meint. Häufig sind nur geringe Veränderungen erforderlich.

Ernährungsgewohnheiten beobachten

- Führen Sie einige Zeit ein Ernährungstagebuch, in dem Sie aufschreiben, was, wann, wo, warum und wie viel Sie täglich essen. So erkennen Sie am besten Ihre Problembereiche und Gefahrensituationen.

Einkaufstipps

- Jedes abgepackte Lebensmittel, das industriell hergestellt wurde, muss auf der Packung eine Zutatenliste aufweisen. Die Liste gibt Aufschluss über die Mengenanteile der verwendeten Zutaten. Der Stoff, der am meisten enthalten ist, steht an erster Stelle, der zweithäufigste an zweiter Stelle usw. Je weiter vorne fetthaltige Zutaten stehen, umso kalorienreicher ist dieses Lebensmittel. Häufig finden sich auch mehrere zuckerhaltige Zutaten in einer Liste. Dazu gehören z.B. Zucker (= Saccharose), Honig, Traubenzucker (= Glucose), Fruchtzucker (= Fructose), Glucosesirup, Malz.

Überprüfen Sie einmal die Zutatenliste von vermeintlich „gesunden" Produkten wie Müsliriegel oder Frühstücksflocken. Sie werden überrascht sein!

- Auf Lebensmittelverpackungen sind Nährwertangaben aufgedruckt. Die Angaben beziehen sich auf 100 g bzw. 100 ml des Produktes, können aber auch für eine fertige Portion oder den gesamten Packungsinhalt angegeben sein.

Mehr zum Umgang mit den Nährwertangaben finden Sie auch im Abschnitt „BE-Berechnung von Fertigprodukten und Rezepten", Seite 146.

Bewusst essen
- Mahlzeiten in den Tagesablauf einplanen und regelmäßig essen.
- Während des Essens Nebentätigkeiten wie Zeitung lesen oder fernsehen vermeiden.
- Bewusst langsam essen und trinken, gründlich kauen, dabei auf Geschmack und Sättigung achten. Das Sättigungsgefühl setzt erst nach ca. 20 Minuten ein.
- Wenn Sie satt sind, lassen Sie den Rest auf dem Teller liegen! Es muss nicht immer alles aufgegessen werden. Reste von Mahlzeiten können eingefroren oder eventuell später gegessen werden.

Die Mahlzeiten genießen
- Speisen appetitlich anrichten, für eine ruhige, angenehme Stimmung sorgen, Tisch ansprechend decken.

Ernährungsgewohnheiten langsam umstellen
- Fettarme Zubereitungsarten auswählen.
- Vor der Mahlzeit einen Salat oder eine Suppe essen oder ein Glas Wasser trinken, das nimmt den ersten Hunger.
- Lassen Sie Ausnahmen zu und gönnen Sie sich ab und zu ganz bewusst eine kleine Portion von Ihrer Lieblingsspeise. Genießen Sie es ohne Reue!
- Bei einer Feier darf es ruhig einmal etwas mehr sein. Wichtig ist, danach die kalorienreduzierte Ernährung weiterzuführen.
- Füllen Sie erst einmal eine kleinere Portion auf den Teller und schauen Sie dann, ob Sie satt sind.
- Das Auge isst mit! Kleine Teller lassen die Portion größer aussehen.
- Essen direkt auf dem Teller anrichten. Große Schüsseln oder Pfannen außerhalb der Sicht- und Reichweite stellen.

Verlockungen widerstehen
- Kalorienreiche Lebensmittel, wie z.B. Knabbereien oder Süßigkeiten, nicht auf Vorrat kaufen.
- Keine Knabbereien und Süßigkeiten offen in der Wohnung stehen lassen.

- Alkoholkonsum nur in Maßen. In alkoholischen Getränken verstecken sich viele Kalorien. Außerdem kann Alkohol die Kontrolle über das eigene Essverhalten beeinträchtigen.
- Rohkost, Obst oder Vollkornprodukte (oder andere gesunde Lebensmittel) für den Hunger zwischendurch einplanen und mitnehmen.
- Nicht hungrig zum Einkauf gehen und vorher einen Einkaufszettel schreiben.
- Besonders in der Käse-, Wurst- und Fleischabteilung die Angaben zum Fettgehalt beachten.
- Alkohol auf nüchternen Magen wirkt appetitanregend.

Sich belohnen

- Für Erfolge bei der Gewichtsabnahme darf man sich belohnen, z.B. mit einem Kinobesuch, einem neuen Kleidungsstück, Ausflügen oder anderen Dingen, die Spaß machen.

Mit schlechtem Befinden umgehen

- Lebensmittel nicht zur Belohnung, als Trost, zur Beruhigung oder aus Langeweile essen. Erstellen Sie eine Liste mit alternativen Beschäftigungsmöglichkeiten.
- Bei Stress sollten Sie regelmäßig für Entspannung sorgen, z.B. durch Lesen, Musik hören oder körperliche Bewegung (z.B. Radfahren, Spaziergang).

Ernährungstraining

- Ernährungspyramide sichtbar, z.B. an der Kühlschranktür befestigen.
- Unterstützung holen, z.B. bei der Ernährungsberatung, in Kochkursen oder Selbsthilfegruppen.
- Kochbücher liefern neue Ideen und Anregungen.
- Lassen Sie sich von Rückschlägen und Problemen nicht entmutigen, wagen Sie einen neuen Anlauf.

Zusatzinformationen für Menschen mit Diabetes, die Insulin spritzen bzw. Sulfonylharnstoffe/ Glinide einnehmen

Berechnung der Kohlenhydrate in BE

Personen, die Insulin spritzen oder Sulfonylharnstoffe/Glinide einnehmen, müssen die medikamentöse Therapie mit der Menge der verzehrten Kohlenhydrate abstimmen. Die Tabletten bzw. das gespritzte Insulin senken den Blutzucker. Falls nicht zeitnah Kohlenhydrate gegessen werden, kann es zu einer Unterzuckerung kommen. Um die Höhe des erwarteten Blutzuckerwertes abschätzen zu können, braucht man Informationen über den Kohlenhydratgehalt der Lebensmittel. Dafür werden kohlenhydrathaltige Lebensmittel in BE (Berechnungseinheit oder Kohlenhydrateinheit KE, früher: Broteinheit) eingeteilt. Der sachkundige Umgang mit BEs ist wichtig, um die Insulindosierung zuverlässig vornehmen zu können.

Zu den kohlenhydrathaltigen Lebensmitteln gehören:
- stärkehaltige Lebensmittel (z.B. Getreideprodukte, Reis, Kartoffeln),
- Obst (z.B. Äpfel, Bananen, Erdbeeren, Trauben, Zwetschgen), Trockenobst,
- kohlenhydratreiche Gemüsesorten (z.B. dicke Bohnen, Erbsen),
- milchzuckerhaltige Lebensmittel (z.B. Milch, Joghurt),
- zuckerhaltige Lebensmittel (z.B. Haushaltszucker, Honig, Traubenzucker),
- Lebensmittel, die verschiedene Kohlenhydrate enthalten (z.B. Apfelkuchen, Marmelade-Brot, Kekse).

Eine BE entspricht 10-12 g Kohlenhydraten. Unterschiedlich große Anteile von Wasser, Fett, Eiweiß und Kohlenhydraten bestimmen das Gesamtgewicht eines Lebensmittels. Daher ist die Grammzahl, die einer BE entspricht, bei den Lebensmitteln verschieden.

Eine BE entspricht z.B.:

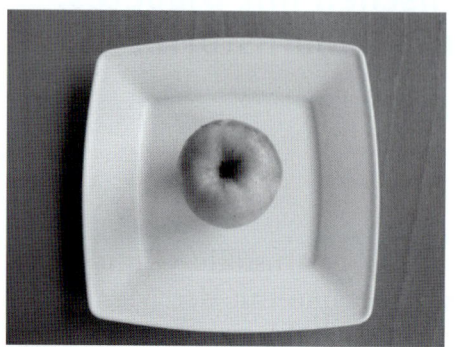

Abbildung 30:
1 kleiner Apfel (100 g)

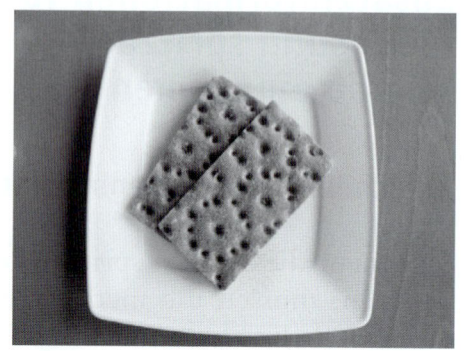

Abbildung 31:
2 Scheiben Knäckebrot

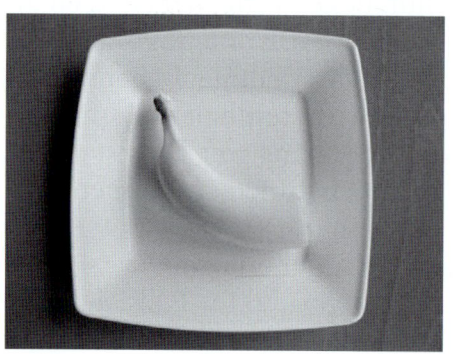

Abbildung 32:
½ Banane (60 g)

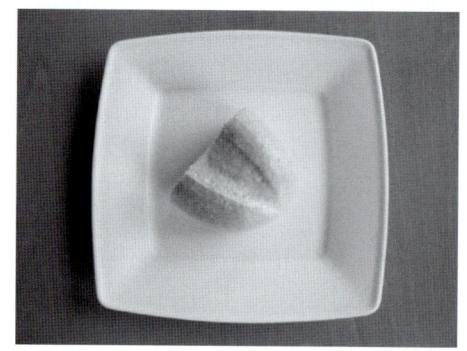

Abbildung 33:
½ Brötchen (25 g)

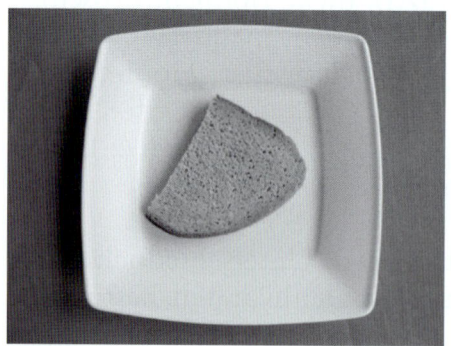

Abbildung 34:
1 kleine Scheibe Brot (25 g)

Weitere Lebensmittel, die einer BE entsprechen:

2 kleine Kartoffeln (80 g)
2 gehäufte Esslöffel Reis (45 g)
2 Kroketten (40 g)
¼ l Milch
250 g Naturjoghurt
100 ml Apfelsaft

Beispiel:
Besteht ein Frühstück aus 1 kleinen Scheibe Brot mit Schinken, 1 kleinen Apfel und ¼ Liter Milch, dann sind das zusammen 3 BE.

Angaben für weitere Lebensmittel finden Sie in einer BE-Tabelle oder Nährwerttabelle (siehe Literatur im Anhang). Die Gramm-Angaben der BE-Tabellen sind Orientierungshilfen und dienen der Schulung des Augenmaßes.

BE-Berechnung von Fertigprodukten und Rezepten

Zur Berechnung von Fertigprodukten und Süßigkeiten können die Kohlenhydratangaben auf der Lebensmittelverpackung in BE umgerechnet werden. Die Kohlenhydratangaben beziehen sich auf 100 g/100 ml des Lebensmittels, können aber auch für die fertige Portion oder den Packungsinhalt angegeben sein. Aus den Kohlenhydratangaben lassen sich dann die BE nach folgendem Schema errechnen:

Kohlenhydrate (für eine Portion) geteilt durch 12 = x BE

Beispiel:
1 Becher (200 g) Fruchtjoghurt – Nährwertangaben auf dem Becher: 100 g enthalten durchschnittlich: 93 kcal; 4,1 g Eiweiß; 15,3 g Kohlenhydrate; 1,4 g Fett.
Da der Becher 200 g Joghurt enthält, müssen die Kohlenhydrate mit 2 malgenommen werden: 15,3 g KH × 2 = 30,6 g KH.
Für die Berechnung der BE teilt man durch 12: 30,6 g KH : 12 = 2,5 BE.

Weitere Beispiele:

Tabelle 8: BE-Beispiele

Lebensmittel	Kohlenhydrate (KH)	BE
1 kl. Flasche Cola (0,33 l)	35 g	2,9
1 Hanuta (22 g)	12 g	1
1 Nuts (42 g)	26 g	2,2

Zur Berechnung von Rezepten müssen von allen Zutaten die Kohlenhydratmengen bzw. die BE-Mengen (BE-Tabelle) bekannt sein.

Beispiel:
Berechnung eines Sandkuchens mit Hilfe einer BE-Tabelle bzw. Nährwerttabelle:

Tabelle 9: BE-Berechnung von Rezepten

Menge	Zutaten	BE
180 g	Butter	0
180 g	Zucker	15
1 Päckchen	Vanillezucker	1
3	Eier	0
150 g	Stärke	10
60 g	Mehl	4
½ Teelöffel	Backpulver	0
	Insgesamt	**30**

Der gesamte Kuchen hat also 30 BE. Teilt man ihn in 15 gleichgroße Stücke auf, so ergeben sich pro Stück 2 BE.

Bewertung von Süßungsmitteln, Light-Produkten und diätetischen Lebensmitteln

- Süßstoffe enthalten keine Kohlenhydrate und sind kalorienfrei. Zu den Süßstoffen zählen: Cyclamat, Saccharin, Aspartam, Acesulfam K, Stevia, Sucralose, Thaumatin, Neohesperidin.

- Bei Rezepten und Produkten, die zur Herstellung von Süßspeisen gedacht sind (z.B. Puddingpulver), kann statt Zucker auch Süßstoff benutzt werden, dadurch wird das Produkt kalorienärmer.

- Zuckeraustauschstoffe enthalten andere Kohlenhydrate als Haushaltszucker bei fast gleicher Kalorienzahl. Sie erhöhen den Blutzucker wenig und werden daher nicht in BE gerechnet. Für eine

146

Gewichtsabnahme sind sie aber nicht hilfreich. Zuckeraustausch-stoffe sind Fruchtzucker und die Zuckeralkohole Sorbit, Erythrit, Mannit, Isomalt, Maltit, Xylit, Laktit.

- Zuckeraustauschstoffe finden Verwendung z.B. in feinen Back-waren, Süßwaren, Konfitüren sowie in Produkten, z.B. Bonbons, Kaugummi, die als „zuckerfrei" deklariert sind.

Achtung! Bei Verzehr von 10 g Zuckeraustauschstoffen und mehr kann es zu Blähungen und Durchfall kommen.

- Zuckerhaltige Süßungsmittel erhöhen den Blutzucker und müssen aus diesem Grund in BE gerechnet werden. Eine Aufnahme von 30-50 g über den Tag verteilt ist möglich.

- Zuckerhaltige Süßungsmittel sind z.B. Haushaltszucker (Saccha-rose), Kandis, Puderzucker, Traubenzucker, Honig, Rübensirup, Birnendicksaft, Ahornsirup, Glucosesirup.

- Light-Produkte enthalten mindestens 30 Prozent weniger Fett, Zucker, Alkohol oder Kalorien als ein vergleichbares Produkt. Der Begriff „Light" sagt jedoch nichts über den Gesundheitswert des Lebensmittels oder die Gesamtkalorienmenge aus. Häufig können Light-Produkte auch Kalorienbomben sein. Bei Getränken sind Light-Produkte eine gute Alternative.

Getränke

Alkoholfreie Getränke

Alkoholfreie Getränke werden unterteilt in blutzuckererhöhend und nicht blutzuckererhöhend.

Nicht blutzuckererhöhend, somit *ohne BE-Anrechnung,* sind:
* Mineralwasser mit und ohne Kohlensäure,
* Kaffee, Tee ohne Milch und Zucker,
* Light- und Zero-Limonaden, Light-Eistee.

Blutzuckererhöhend, somit *mit BE-Anrechnung,* sind:
* Cola, Limonade, Malzgetränke,
* Milch (alle Sorten), Milchmixgetränke,
* Buttermilch, Kefir, Trinkjoghurt,
* reine Fruchtsäfte, Fruchtsaftgetränke, Fruchtnektar, Saftschorlen, Eistee,
* Diät-Fruchtsaftgetränke, Diätnektar, Light-Säfte,
* einige Gemüsesäfte, z.B. Möhrensaft,
* Kaffeespezialitäten (in Pulverform), z.B. Cappuccino,
* alkoholfreies Bier.

Stark zuckerhaltige Getränke, z.B. Cola, Limonade, Malzgetränke, Fruchtsaftgetränke, Fruchtnektar, lassen den Blutzucker sehr schnell ansteigen. Diese Getränke sind geeignet, um eine Unterzuckerung zu beheben.

Die Menge, die einer BE entspricht, entnehmen Sie einer BE-Tabelle oder der Nährwertangabe.

Alkoholische Getränke

Auch wenn derzeit diskutiert wird, ob der Verzehr alkoholischer Getränke eine gesundheitsförderliche Wirkung hat, bleibt Alkohol ein Genussmittel mit Suchtgefährdung und sollte deshalb nur in Maßen

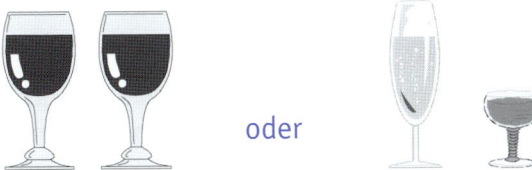

oder

konsumiert werden. Für Menschen mit Diabetes sind einige Punkte besonders beachtenswert:

- Alle alkoholischen Getränke sind kalorienreich. Häufiger Genuss behindert eine gewünschte Gewichtsabnahme.
- Bei Personen, die Insulin spritzen oder Sulfonylharnstoffe einnehmen, können alkoholische Getränke zu einer Unterzuckerung führen, denn Alkohol blockiert die Bereitstellung des körpereigenen, gespeicherten Zuckers aus der Leber. Sie sollten daher idealerweise alkoholfreie Getränke bevorzugen, oder, falls der Alkoholkonsum für sie einen sehr hohen Stellenwert hat, maximal zwei kleine Gläser eines alkoholischen Getränkes (übliche Menge, d.h. 0,15 l Wein, 0,3 l Bier oder 0,02 l Schnaps) zum oder nach dem Essen trinken.

Wichtig!!! Für alkoholische Getränke kein Insulin spritzen.

- Alkohol kann eine diabetische Neuropathie verschlimmern.
- Einigen Menschen mit Diabetes ist ganz vom Alkoholgenuss abzuraten, z.B. Personen mit einer chronischen Bauchspeicheldrüsenentzündung, einer Nervenschädigung (Neuropathie) oder häufigen Unterzuckerungen.
- Auftretende Unterzuckerungserscheinungen sind für den Laien schwer von Trunkenheit zu unterscheiden und werden unter Umständen fehlgedeutet. Dies kann rasche medizinische Hilfe gefährden.

Essen und Trinken mit Diabetes

- Eine spezielle Diabetes-Diät ist nicht notwendig. Menschen mit Diabetes sollten eine gesunde und abwechslungsreiche Mischkost verzehren.
- Wenn man abnehmen möchte, ist die effektivste Methode, Fett und Zucker (auch in versteckter Form) einzusparen.
- Wasser- und ballaststoffreiche Lebensmittel wie Gemüse, Obst und Getreideprodukte sollten bevorzugt werden.
- Verwenden Sie statt Zucker Süßstoffe. Sie enthalten keine Kalorien und erhöhen den Blutzucker nicht. Zuckeraustauschstoffe haben fast genauso viele Kalorien wie Zucker, sind aber weitgehend blutzuckerneutral.
- Alkoholische Getränke sollten nur in kleinen Mengen genossen werden. Sie haben nicht nur Einfluss auf den Blutzucker, sondern enthalten auch viele Kalorien und können zu körperlichen Schäden sowie Sucht führen. Alkohol verstärkt die Hypoglykämie-Gefährdung.
- Die Zutatenliste der abgepackten Lebensmittel gibt Aufschluss über die Mengenanteile der verwendeten Zutaten.
- Nährwertangaben informieren unter anderem über den Fett-, Kohlenhydrat- und Kaloriengehalt eines Lebensmittels.
- Bewegung unterstützt die Gewichtsabnahme und verbessert die Insulinwirkung.

3.
Sport
und Bewegung

3.
Sport
und Bewegung

Bei Menschen mit einem Diabetes Typ 1 hat regelmäßige körperliche Aktivität die gleichen positiven Wirkungen wie bei Menschen ohne Diabetes, jedoch keinen zusätzlichen therapeutischen Nutzen. Bei einigen Betroffenen sind besondere Vorsichtsmaßnahmen erforderlich.

Für Menschen mit einem Diabetes Typ 2 stellt regelmäßige körperliche Aktivität ein sehr wirksames Mittel zur langfristigen Behandlung dar. Durch ausreichend Bewegung kann die Lebensqualität gesteigert werden. Bei Menschen mit einem Diabetes Typ 2 wird bei regelmäßiger körperlicher Aktivität außerdem die Insulinempfindlichkeit der Muskulatur verbessert. Die erforderliche Insulinmenge sinkt, zugleich nimmt der Appetit ab. Auch dadurch wird die Gewichtsabnahme begünstigt.

Positive Wirkungen von Bewegung auf Menschen mit Diabetes:
- Die Blutzuckerwerte werden durch bessere Insulinempfindlichkeit gesenkt.
- Die körperliche und geistige Leistungsfähigkeit nimmt zu.
- Das Wohlbefinden steigt.
- Die Durchblutung wird verbessert.
- Eine Gewichtsabnahme – falls gewünscht – kann unterstützt werden.
- Erhöhte Blutdruck- und Blutfettwerte können leichter normalisiert werden.
- Kontakte und Geselligkeit können gefördert werden.

Wirkung von Sport und Bewegung auf den Stoffwechsel

Bei körperlicher Aktivität (Sport, aber auch Berufs-, Haus- oder Gartenarbeit) werden große Muskelgruppen unseres Körpers beansprucht. Damit diese arbeiten können, brauchen sie Energie. Der Körper stellt diese Energie in Form von Zucker (Glukose) zur Verfügung, der aus der Nahrung gewonnen wird. Ist nicht ausreichend Zucker in der Blutbahn, wird er aus den Depots in Muskeln oder Leber bereitgestellt. Er wird zu den Muskelzellen transportiert, dort verbrannt und in körperliche Aktivität umgesetzt. Hierfür wird Insulin benötigt.

Durch körperliche Bewegung sinkt also der Blutzucker. Bei längeren Aktivitäten über eine Stunde bleibt der Blutzucker sogar nach deren Beendigung erniedrigt, da die Kohlenhydratvorräte in Muskulatur und Leber durch Zucker aus dem Blut aufgefüllt werden müssen. Eine durchtrainierte Muskulatur verfügt zudem über einen größeren Glykogenvorrat (Reservezucker) als eine nicht durchtrainierte.

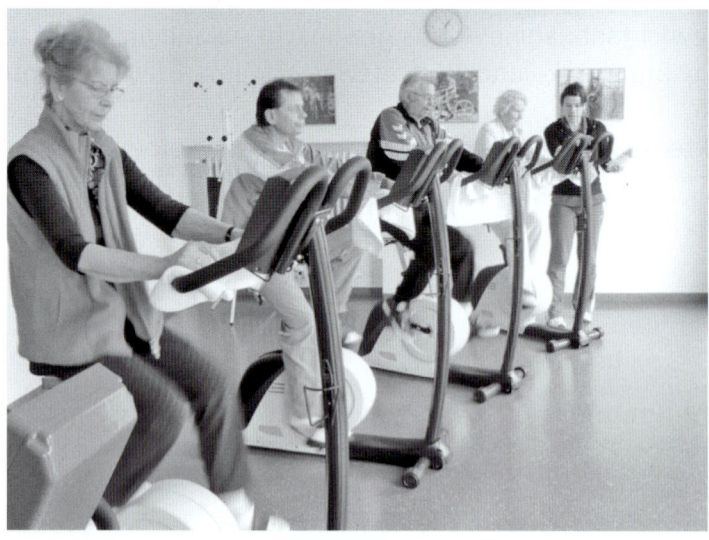

Abbildung 35:
Regelmäßige körperliche Bewegung tut dem Diabetes gut

154

Welche Sportarten sind geeignet?

Grundsätzlich gibt es keine „falschen" oder „richtigen" Sportarten. Bei untrainierten oder übergewichtigen Personen sind jedoch ein sanfter Einstieg und eine Schonung der Gelenke zu empfehlen. Vermeiden Sie zumindest zu Beginn Bewegungen, die mit Sprüngen oder schnellen Richtungswechseln verbunden sind.

Besonders günstig zur Beeinflussung des Diabetes sind Ausdauersportarten wie Wandern, Walking, Laufen, Schwimmen, Radfahren, Skilanglauf, Tanzen, aber auch Mannschaftsspiele oder Fitnessprogramme. Selbst gegen das Ausüben von Leistungssport bestehen keine Bedenken, wenn dabei eine gute Behandlung des Diabetes gelingt. Es gibt sogar Olympiasieger und Weltmeister mit Diabetes.

Vielleicht finden Sie jemanden aus dem Familien- oder Freundeskreis, der mitmachen möchte. Oft macht Bewegung in der Gruppe oder im Verein mehr Freude und gemeinsam lässt sich der „innere Schweinehund" leichter bekämpfen.

Bei Unsicherheit, was man sich zutrauen darf, gibt es die Möglichkeit, am „Reha-Sport" oder an „Diabetes-Sportgruppen" teilzunehmen. Vor dem Beginn steht eine ärztliche Untersuchung, die mögliche gesundheitliche Risiken abklärt. Ein erfahrener Trainer leitet die Gruppen an und kann Tipps und Empfehlungen geben. Eventuell gibt es hierfür finanzielle Zuschüsse von der Krankenkasse oder der Rentenversicherung.

Bewegung fängt im Alltag an

Wie wir heute aus zahlreichen wissenschaftlichen Untersuchungen wissen, haben nicht nur größere sportliche Aktivitäten einen günstigen Effekt auf die Stoffwechselsituation, sondern auch regelmäßige Alltagsbewegung. Jeder Schritt zählt!

Wenn Sie etwas überlegen, fallen Ihnen sicherlich einige Punkte ein, wie Sie Ihren Alltag aktiver gestalten können, z.B.:
- Treppen steigen statt Aufzug fahren,
- regelmäßiges Spazierengehen,
- mit dem Hund rausgehen,
- mit dem Fahrrad fahren oder zu Fuß gehen statt Auto, Bus oder Bahn zu benutzen,
- auch Hausarbeit wie Fensterputzen und Staubsaugen oder Gartenarbeit sind körperliche Betätigungen.

Bei welcher Tätigkeit verbrennt man wie viel Kalorien/Energie?

Tabelle 10: Kalorienverbrauch bei unterschiedlichen Aktivitäten

Tätigkeit	Kalorienverbrauch je 15 Minuten
vor dem Computer/Fernseher sitzen	ca. 130 kcal
Kochen	ca. 145 kcal
Kegeln	ca. 150 kcal
Schnelles Spazierengehen	ca. 180 kcal
Putzen	ca. 175 kcal
Volleyball	ca. 80 kcal
Tanzen	ca. 110 kcal
Gymnastik	ca. 115 kcal
Schwimmen	ca. 180 kcal
Joggen (8/12 km/h)	ca. 160/260 kcal
Skilanglauf	ca. 140 kcal
Tennis	ca. 140 kcal
Rad fahren (10/15 km/h)	ca. 90/130 kcal
Walken (leicht)	ca. 100 kcal
Walken (power)	ca. 130 kcal
Treppe hochsteigen	ca. 170 kcal

Der Kalorienverbrauch ist abhängig von der Körpermasse (Größe und Gewicht), dem Alter und dem Geschlecht.

Was ist beim Sport zu beachten?

- Die Bekleidung sollte locker und bequem sein. Besonders günstig sind atmungsaktive Materialien.

- Beim Wandern werden feste, aber keine schweren Schuhe, mit griffiger Sohle benötigt. Beim Jogging sind spezielle Laufschuhe empfehlenswert. Im Schwimmbad ist es sinnvoll, Badeschuhe zu tragen.

- Zwei Stunden vor dem Sport sollte man keine große, vor allem keine fettreiche Mahlzeit einnehmen. Essen Sie lieber einen kohlenhydratreichen Snack wie beispielsweise eine Banane, ein Brot oder Müsli. Wenn Sie eine längere Aktivität planen (Radtour, Wanderausflug etc.), nehmen Sie sich eine Zwischenmahlzeit mit.

- Der aktuelle Blutzuckerwert sollte vor Aufnahme einer körperlichen Anstrengung nicht unter 120 bzw. über 250 mg/dl liegen. Es kann sonst zu einer Stoffwechselentgleisung durch einen zu niedrigen bzw. zu hohen Blutzucker kommen.

- Vor stärkeren Aktivitäten sollten Sie sich vorher warm machen bzw. es langsam angehen lassen, genauso sollten Sie sich hinterher etwas Zeit zum Abkühlen nehmen.

- Machen Sie bei längerer Aktivität zwischenzeitlich kleine Pausen, in denen Sie ausreichend Flüssigkeit (Wasser, Saftschorle) trinken.

- Bei Zeichen einer auftretenden Überbelastung muss die Belastung verringert werden. Sollten die Anzeichen nicht verschwinden, brechen Sie die Aktivität ab. Bei wiederholtem Auftreten sollten Sie mit Ihrem Arzt sprechen.

- Vermeiden Sie nach dem Sport Alkohol in größeren Mengen und fettreiche Mahlzeiten.

- Gerade in der Anfangszeit ist es schwer, dabeizubleiben. Hilfreich ist es, wenn Sie sich feste Termine setzen, sich mit anderen zum

Sport verabreden, sich die Vorteile von Sport vor Augen halten und Barrieren so gering wie möglich halten (kein Zwischenstopp zu Hause auf dem Sofa, keine langen Anfahrwege, Sporttasche immer gepackt im Auto haben etc.).

- Neueinsteiger sollten sich erst an die neue Aktivität gewöhnen und dann langsam die Intensität steigern. Beim Laufen, Walken oder Schwimmen ist es beispielsweise sinnvoll, mit einer Belastung von zehn Minuten zu beginnen und schrittweise auf eine Dauerbelastung von 30 Minuten zu steigern. Beim Radfahren kann auch weiter auf eine Dauerbelastung bis zu 90 Minuten gesteigert werden.

Besondere Regeln gelten für Personen, die Sulfonylharnstoffe oder Insulin einnehmen. Bitte lesen Sie dazu den entsprechenden Abschnitt in diesem Kapitel!

Empfehlungen für die richtige Belastung
Intensität: niedrig bis mittel
Dauer: 30-45 Minuten (in Abschnitten von je 5-10 Minuten)
Häufigkeit: mindestens 3× in der Woche, um einen günstigen Effekt
             auf den Stoffwechsel zu erzielen
Mäßig, aber regelmäßig und vor allem mit Freude an der Bewegung!

Wie können Sie die Belastungsintensität kontrollieren?

Die Belastung können Sie kontrollieren, indem Sie Ihren Puls entweder am Handgelenk oder an der Halsschlagader messen. Die Pulsschläge können über 15 Sekunden gezählt und dann mit 4 multipliziert werden.

Pulsmessung am Handgelenk:
Zeige- und Mittelfinger der linken Hand mit wenig Druck an die Daumenseite des rechten Handgelenks auflegen und den Puls tasten.

Pulsmessung an der Halsschlagader:

Zeige- und Mittelfinger der linken Hand mit wenig Druck unterhalb des Kieferwinkels auflegen und den Puls tasten.

Ruhepuls:

Der Ruhepuls wird z.B. morgens vor dem Aufstehen gemessen. Der Ruhepuls beträgt ca. 60-90 Schläge pro Minute.

Belastungspuls:

Der Belastungspuls wird unmittelbar nach dem Sport oder nach der körperlichen Aktivität gemessen. Er sollte höchstens 180 minus Lebensalter betragen. Beispiel: Bei einem 50-jährigen Menschen ergibt sich ein Belastungspuls von 130 (180-50).

Durch die Einnahme bestimmter Medikamente kann der Puls verändert sein. Betablocker senken beispielsweise sowohl den Ruhe- als auch den Belastungspuls.

Symptome einer Überbelastung
- deutlich überschrittene Pulszahl
- unruhiger Atemrhythmus
- starke Schweißausbrüche
- Schwindelgefühle
- muskuläre Ermüdung und Muskelschmerzen
- Schmerzen im Brustkorb

Als gutes praktisches Maß für die Einschätzung der körperlichen Belastung gilt: Solange man sich mühelos unterhalten kann, hat man seine Belastungsgrenzen noch nicht überschritten.

Diabetische Folgeerkrankungen und körperliche Aktivität

Für die meisten Menschen mit Diabetes ist körperliche Bewegung genauso gesund wie für Menschen ohne Diabetes. Da aber unter körperlicher Belastung Komplikationen bei diabetischen Folge- und Begleiterkrankungen auftreten können, ist bei Menschen mit Diabetes eine Vorsorgeuntersuchung beim Arzt sinnvoll, bevor sie sich sportlich betätigen. Ein Belastungs-EKG kann beispielsweise Auskunft über mögliche Durchblutungsstörungen des Herzens oder erhöhten Blutdruck unter Belastung geben. Auch eine Untersuchung der Füße ist wichtig, weil es durch eine herabgesetzte Schmerzwahrnehmung oder durch eine arterielle Durchblutungsstörung der Beine leicht zu Verletzungen kommen kann, die nur schwer abheilen. Diese Untersuchungen sind in regelmäßigen sinnvollen Abständen zu wiederholen.

Unter folgenden Bedingungen ist sportliche Betätigung mit besonderen Risiken verknüpft:

- Netzhauterkrankungen der Augen mit erhöhter Blutungsbereitschaft,
- fortgeschrittene diabetische Nierenkrankheit,
- fortgeschrittene arterielle Durchblutungsstörungen, z.B. Einengungen der Herzkranzgefäße mit einem erhöhten Herzinfarktrisiko, Einengungen der Halsschlagadern mit einem erhöhten Schlaganfallrisiko,
- diabetische Nervenerkrankung (Neuropathie), z.B. am Herzen mit dadurch bedingter verminderter Belastbarkeit des Herzens
- diabetische Fußprobleme, z.B. Fußdeformitäten, verminderte Schmerzwahrnehmung, Geschwüre oder Entzündungen. Achten Sie auf angemessenes Schuhwerk!
- Verminderte Wahrnehmung von Unterzuckerungszuständen,
- nicht ausreichend behandelte Blutdruckwerte.

Vor Neuaufnahme einer sportlichen Tätigkeit ist eine gründliche ärztliche Untersuchung ratsam.

Wann sollte keine anstrengende körperliche Aktivität durchgeführt werden?

Es gibt bestimmte Situationen, in denen keine körperliche Aktivität durchgeführt werden sollte, weil es zu gesundheitlichen Beeinträchtigungen kommen kann:

- akute Erkrankungen mit Fieber (z.B. Erkältung, Lungenentzündung),
- Blutzuckerwerte über 250 mg/dl und/oder Ketonkörper im Urin. Gefahr der Stoffwechselentgleisung!
- Kreislaufprobleme, um eine mögliche Überlastung des Herz-Kreislaufsystems zu vermeiden,
- blutungsgefährdete Retinopathie,
- diabetisches Fußsyndrom,
- Hypoglykämiegefahr.

Was muss bei der Gabe von Insulin, Sulfonylharnstoffen oder Gliniden beachtet werden?

(Bei allen anderen Diabetes-Medikamenten besteht keine Unterzuckerungsgefahr!)

Unter der medikamentösen Behandlung mit Insulin, Sulfonylharnstoffen oder Gliniden kann es bei körperlicher Belastung zu Unterzuckerungen kommen. Das kann durch die zusätzliche Zufuhr von Kohlenhydraten und/oder durch eine kleinere Insulindosis verhindert werden. Da der den Blutzucker senkende Effekt über die Dauer einer längeren körperlichen Betätigung hinaus anhält, müssen die Medikamente eventuell auch später noch reduziert werden.

Falls ungeplante körperliche Anstrengungen anstehen, ist es gegebenenfalls sinnvoll, bei Werten unter 120 mg/dl bereits Sport-BEs zu sich zu nehmen. Bei einem einstündigen Sporteinsatz mit mittlerer Belastung werden zwei bis drei BEs benötigt. Mit Sulfonylharnstoffen oder Insulin behandelte Diabetiker müssen unbedingt bei jeder sportlichen Aktivität eine Traubenzuckerration („Sport-BE", ggfs. auch langsam wirksame Kohlenhydrate) mit sich führen. Vor, wäh-

161

rend und nach der sportlichen Aktivität sollte gegebenenfalls der Blutzucker gemessen werden.

Bei Unsicherheiten ist die Teilnahme an einer speziellen Schulung (z.B. DisKo®) sinnvoll. Dort werden Informationen zur Wirkung von Bewegung auf den Stoffwechsel gegeben und es wird vermittelt, wie man sich vor Stoffwechselentgleisungen schützen kann.

Was sollten Personen, die Insulin spritzen, beachten?

1. Vor Beginn der körperlichen Tätigkeit:

- Messen Sie vor Beginn der Aktivität Ihren Blutzucker. Bei Werten unter 100 mg/dl und über 250 mg/dl zuerst den Blutzucker ausgleichen. Niedrige Blutzuckerwerte können durch zusätzliche BE angehoben, hohe Blutzuckerwerte durch eine zusätzliche Injektion eines kurzwirksamen Insulins gesenkt werden.
- Sorgen Sie für ausreichend Energie während der Bewegung. *Faustregel: Pro 30 Minuten mittlerer Aktivität 1 BE essen.*
- Schnell wirkende Kohlenhydrate wie Obst, Saft oder Traubenzucker sind bei kurzzeitigen Belastungen am besten geeignet. Bei länger andauernder körperlicher Aktivität sind langsam wirkende Kohlenhydrate wie belegte Brote, Müsliriegel oder Ähnliches vorzuziehen.
- Nehmen Sie immer einen ausreichenden Vorrat an schnell wirksamen BE (z.B. Cola, Saft, Traubenzucker oder Jubin®) mit.

2. Während der körperlichen Tätigkeit:

- Bei länger andauernder Bewegung sollten Sie in den Pausen Blutzuckerkontrollen durchführen. Wenn der Wert niedrig ist und/oder Sie weiter aktiv sein möchten, sollten Sie eventuell zusätzliche BE essen.

3. Nach Beendigung der körperlichen Betätigung:

- Testen Sie Ihren Blutzucker.
  Die den Blutzucker senkende Wirkung der Bewegung kann auch noch Stunden nach deren Ende anhalten, da die Glykogenspeicher in Muskulatur und Leber wieder aufgefüllt werden müssen. Es ist

daher sinnvoll, je nach Blutzuckerwert zusätzliche BE zu essen bzw. die Insulindosis zu reduzieren.

- Nach dem Sport sollten Sie Alkohol in größeren Mengen vermeiden. Alkohol bremst die Glucose-Neubildung in der Leber und führt dadurch zu Unterzuckerungen.
- Kontrollieren Sie vor dem Schlafengehen Ihren Blutzucker!
- Bei Langzeitaktivitäten oder Zweifeln über die weitere Entwicklung des Blutzuckerwerts kann es zudem sinnvoll sein, den Blutzucker gegen 3 Uhr nachts noch einmal zu messen.

4. Vorher absehbare Belastung:

- Wenn die körperliche Aktivität vorher absehbar ist, sollte die Insulindosis darauf abgestimmt werden. Hierbei unterscheiden wir kurz dauernde Belastungen (z.B. halbe Stunde Schwimmen oder Radfahren, Gymnastikstunde) und lang dauernde (z.B. Tageswanderung, längere Radtour, einen Vormittag Gartenarbeit oder Hausputz, körperlich anstrengende Berufsarbeit).

Konventionelle Insulintherapie (zweimal täglich Mischinsulin)

Die Insulindosis vor und ggf. nach der körperlichen Aktivität um 20 bis 50 Prozent verringern, wenn es sich um lang andauernde Belastungen handelt. Oft müssen trotzdem zusätzlich BE gegessen werden, um eine Unterzuckerung zu vermeiden.

Bei kurz andauernden Aktivitäten sollten Sie nicht das Insulin reduzieren, sondern zusätzliche BE essen.

Intensivierte Insulintherapie

Bei kurz andauernden körperlichen Aktivitäten, die nach einer Mahlzeit stattfinden, sollten Sie das kurz wirksame Insulin um 30 bis 50 Prozent reduzieren. Wenn die Aktivität deutlich später stattfindet, sollten Sie nicht die Insulindosis reduzieren, sondern zusätzliche BE essen. Eventuell muss die nachfolgend gespritzte Normalinsulindosis oder auch das Verzögerungsinsulin am Abend reduziert werden.

Bei Langzeitaktivitäten (von mehreren Stunden Dauer) sollten sowohl das Verzögerungsinsulin morgens und abends als auch das kurzwirksame Insulin zu den Mahlzeiten um ca. 30 bis 50 Prozent gesenkt werden. Zusätzliche Kohlenhydrate sind meistens trotzdem erforderlich.

Jeder reagiert auf körperliche Belastungen unterschiedlich, so dass es keine allgemein gültigen Regeln gibt. Die eigene Erfahrung ist am wichtigsten! Hilfreich ist eine sorgfältige Dokumentation in einem Diabetes-Tagebuch.

4.
Seelische Belastungen bei Menschen mit Diabetes

Die Diagnose einer Erkrankung wird meist als Einbruch in das Leben empfunden. Man wird regelrecht aus der Bahn geworfen. Das plötzliche Bewusstsein um eine Erkrankung reißt uns aus dem Alltagstrott und verunsichert uns. Meist sind wir unvorbereitet und wissen nicht, wie wir mit der Veränderung umgehen sollen. Wir fühlen uns überfordert und hilflos. Oder aber wir wollen all das gar nicht wahrhaben. Jede Erkrankung bedeutet zunächst eine Herausforderung, nicht selten eine Krise. Meist ist ein längerer Anpassungsprozess erforderlich. Das ist normal.

Ob seelische Belastungen im Zusammenhang mit dem Diabetes vorliegen und wie stark diese ausgeprägt sind, hängt mit der allgemeinen Lebenssituation zusammen. Kritische Phasen sind beispielsweise die Diagnose des Diabetes, das Auftreten von Folgekrankheiten, eine anhaltend instabile Stoffwechsellage sowie familiäre oder berufliche Krisen.

Im Folgenden sollen häufig auftretende seelische Belastungen im Zusammenhang mit dem Diabetes besprochen und Möglichkeiten der Bewältigung aufgezeigt werden.

Allgemeine Belastungen

Seelische Belastungen bei Menschen mit Diabetes mellitus können sein:
- Erkenntnis der fehlenden Heilungsmöglichkeit
- Angst vor Stoffwechselentgleisungen
- Anpassungsschwierigkeiten an das Leben mit Diabetes
- Soziale Belastungen (Reaktionen anderer Menschen auf Diabetes: Partner, Familie, Kollegen, Vorgesetzte, Freunde)
- Angst vor Abhängigkeit, Kontrollverlust und Kritik
- Ängste bezüglich der Erkrankung: Folgekrankheiten, vorzeitiger Tod
- Ängste bezüglich der Lebensplanung: Beruf, Familie, Hobbies
- Angst vor Diskriminierung (bei Hypoglykämien, ungerechtfertigter Drogenverdacht, Straßenverkehr)

Fehlende Heilungsmöglichkeit der chronischen Erkrankung Diabetes

Den meisten Menschen mit Diabetes wird bald klar, dass die Krankheit nicht wieder verschwindet und dass sie fortan das Leben begleiten wird. Das hat Auswirkungen auf das seelische Befinden. So ist es nicht ungewöhnlich, dass Betroffene mit ihrem Schicksal hadern, deprimiert, traurig oder gereizt reagieren. Das sind normale Reaktionen auf eine unerbetene Lebenslage.

Ein über Monate oder Jahre andauerndes Belastungsempfinden kann aber die Lebensqualität, die Diabetesbehandlung und die körperliche wie geistige Leistungsfähigkeit erheblich beeinträchtigen, so dass eine psychologische bzw. psychodiabetologische Unterstützung erwogen werden sollte.

Angst vor Stoffwechselentgleisungen

Viele insulinbehandelte Diabetiker berichten von Ängsten vor Stoffwechselentgleisungen (Ketoazidosen, schwere Unterzuckerungen). Denn letztlich ist mit diesen auch die Angst vor einem Kontrollverlust verbunden. Jeder zweite Diabetespatient gibt an, große bzw. sehr große Sorgen vor einer Unterzuckerung zu haben. Im günstigen Fall dienen Sorgen dazu, eine gute Selbstfürsorge zu gewährleisten. Im ungünstigen Fall wachsen sich Sorgen zu Ängsten und diese wiederum zu einem verstärkten Sicherheitsverhalten aus. Das kann sich darin äußern, dass der Blutzucker bewusst hoch gehalten, die Bewegung eingeschränkt oder auch ständig der Blutzucker gemessen wird. Daraus resultiert oft genau das, was befürchtet wird: eine schlechte Stoffwechsellage.

Darüber hinaus können starke Ängste dazu führen, sich aus dem gewohnten Alltagsleben zurückzuziehen und sich zu isolieren.

Anpassung an das Leben mit Diabetes

Leben mit Diabetes heißt, den Lebensstil mehr oder weniger stark an die Krankheit anpassen zu müssen. Insbesondere Veränderungen des Ernährungsverhaltens bedeuten oft einen Abschied von lieb gewordenen Gewohnheiten und lösen nicht selten Wut und Traurigkeit aus. Viele Betroffene vermissen auch die gewohnte Spontaneität in ihrem Leben: Genuss ohne Kontrolle des Blutzuckers oder die Selbstverständlichkeit, sich unabhängig und frei fühlen zu können. Stattdessen erfordern viele alltägliche Situationen, die Stoffwechsellage zu berücksichtigen, die der Körper leider nicht – wie bei Gesunden – automatisch an die Alltagsanforderungen anpasst. Regelmäßige Blutzuckerselbstkontrollen, Insulin spritzen oder das Dokumentieren der Selbstbehandlung bedeuten einen zusätzlichen Zeitaufwand.

Einen insulinpflichtigen Diabetes zu haben heißt, sich ständig mit der Erkrankung auseinandersetzen und sich auf Veränderungen einstellen zu müssen, die für manchen nur schwer zu akzeptieren sind. Allerdings gelingt es den meisten Menschen, einen Weg zu finden, die Erkrankung in das normale Leben zu integrieren und damit Lebensqualität zurückzuerobern. Oft kann allerdings der Austausch mit anderen Betroffenen, z.B. in Selbsthilfegruppen, hilfreich und entlastend wirken.

Soziale Belastungen

Diabetes betrifft nicht nur Sie selbst, sondern immer auch Ihr persönliches Umfeld. Dies sind: Partner/in, Familie, Kollegen, Vorgesetzte, Freunde, andere soziale Bezugsgruppen (z.B. Sportverein), medizinisches Personal. Die Reaktionen, die Andere auf das Kranksein eines nahe stehenden Menschen zeigen, können sehr unterschiedlich und vielfältig sein. Sorge oder Angst, Unterstützungsangebote oder Rückzug, Vorwürfe, Bevormundung, Ablehnung. Genauso, wie ein Katastrophisieren der Krankheit Diabetes unpassend ist, wird auch ein Bagatellisieren – z.B. mit der Aufforderung zu positivem Denken – in aller Regel nicht als angemessen erlebt.

In vielen Fällen ist es hilfreich, mit nahe stehenden Menschen über die Erkrankung ins Gespräch zu kommen. Man kann Informationen über die Krankheit und deren Behandlung geben sowie Einblicke in die positiven und negativen Erfahrungen beim Bewältigen der Selbstbehandlung bekommen. Es kann auch emotional entlasten, die mit der Einschränkung verbundenen Gefühle auszusprechen. Nicht zuletzt hilft es dem sozialen Umfeld zu erfahren, welches Verhalten aus Ihrer Sicht sinnvoll und nützlich ist. Damit wird ein offenerer und unbefangenerer Umgang mit dem Diabetes möglich. Inwieweit und mit wem Sie über Ihre Krankheit sprechen möchten, sollte aber selbstverständlich Ihre ganz persönliche Entscheidung sein.

Angst vor Abhängigkeit, Kontrollverlust und Kritik

Menschen mit Diabetes sind nicht mehr so unabhängig wie zuvor. Das Diabetes-Tagebuch eines Betroffenen verschafft anderen Menschen Einblick in Lebensbereiche, die er vielleicht lieber für sich behalten möchte. Im Gespräch mit den Behandelnden geraten Menschen mit Diabetes daher möglicherweise in eine Lage, in der sie sich kontrolliert oder kritisiert fühlen. Das Erfragen von Gründen nach zu hohen oder zu niedrigen Blutzuckerwerten kann als Eindringen in den Intimbereich oder als Vorwurf persönlichen Versagens erlebt werden. Der Wunsch, seinen Intimbereich zu schützen und sich nicht zu rechtfertigen, führt nicht selten zu geschönten Eintragungen oder dem Vermeiden von Arztbesuchen.

Eine offene und vertrauensvolle Beziehung zwischen Betroffenen und den Behandelnden ist eine entscheidende Voraussetzung für eine erfolgreiche Diabetes-Therapie. Ein respektvoller, wertschätzender und verständnisvoller Umgang des Arztes oder des Diabetes-Beraters mit dem Betroffenen kann dazu beitragen, dass sich ein Vertrauensverhältnis herausbildet, in welchem man sich öffnen und gemeinsam nach guten Lösungen suchen kann. Fühlen Sie sich in der Beziehung zu Ihren Behandelnden unwohl, sollten Sie dies ansprechen.

Ängste bezüglich der Erkrankung (Folgekrankheiten, Tod)

Die Diabetes-Diagnose weckt oft Ängste und Befürchtungen bezüglich möglicher gesundheitlicher Probleme. Viele Menschen mit Diabetes kennen die Krankheit und ihre Spätfolgen aus der eigenen Familie oder aus dem Bekanntenkreis. Die Ängste sind nicht grundlos: Zahlreiche Betroffene bekommen Folgekrankheiten und die Lebenserwartung kann durch den Diabetes verkürzt werden. Eine gute Diabetes-Behandlung, niedrige Blutdruckwerte, ein der Krankheit angemessener Lebensstil, adäquater Umgang mit Stress und regelmäßige Untersuchungen können aber das Risiko ernsthafter Folgeerkrankungen erheblich vermindern und damit auch Ängste verkleinern. Auch hier gilt: Die Angst hat ihre guten Seiten, wenn sie Sie vor Fahrlässigkeit und Sorglosigkeit bewahrt. Wenn sie hingegen zu einem quälenden Dauerzustand wird, sollten Sie sich psychologische Hilfe suchen.

Ängste bezüglich der Lebensplanung (Beruf, Familie, Hobbys)

Die Diabetes-Diagnose kann auch Sorgen bezüglich der beruflichen Perspektive auslösen: Kann ich meinen Beruf weiter ausüben? Was wird mein Chef sagen? Werden der Diabetes oder Folgekrankheiten zu einer frühzeitigen Berentung führen? Oft sind damit auch Sorgen um die zukünftige finanzielle Situation verbunden. Inwieweit diese Sorgen berechtigt sind und zu welchen Konsequenzen sie führen, sollten Sie frühzeitig mit kompetenten Ansprechpartnern, z.B. mit dem Diabetologen, mit dem Betriebsarzt, mit Rentenberatern oder mit Rehabilitationsfachberatern der Rentenversicherung oder der Agentur für Arbeit besprechen (siehe Abschnitt „Sozialrechtliche Aspekte bei Diabetes", Seite 207 ff.).

Auch familiäre Fragen können sich stellen: Kann ich Kinder bekommen? Erkranken meine Kinder auch an Diabetes? Wie reagiert mein Partner auf die Krankheit? Welchen Einfluss hat die Erkrankung auf meine Sexualität? Es sind berechtigte Fragen und Sorgen. Eine gute Information über die medizinischen Sachverhalte ist hilfreich und kann Ängste abbauen. Gespräche mit dem Partner über die Bedeutung der Erkrankung für die Beziehung sind sehr wichtig, da ja eine große Veränderung im gemeinsamen Leben zu bewältigen ist. Das betrifft auch die Kinder und andere nahe stehende Bezugspersonen. Unter Umständen sollte man die Unterstützung durch Familienberatungseinrichtungen, Psychotherapeuten oder Psychodiabetologen nutzen.

Angst vor Diskriminierung (im Straßenverkehr, im Beruf, bei Hypoglykämien, bei ungerechtfertigtem Drogenverdacht)

Menschen mit Diabetes erleben nicht selten, dass sie im Zusammenhang mit ihrer Erkrankung Diskriminierungen ausgesetzt sind.

Die Fahrtüchtigkeit wird bei Vorliegen eines Diabetes mellitus von den Straßenverkehrsbehörden oft weitaus kritischer bewertet als bei anderen chronischen Erkrankungen. Dabei besteht bei Diabetes im Allgemeinen kein höheres Unfallrisiko; ausgenommen sind Personen mit Hypoglykämie-Wahrnehmungsproblemen.

Auch im Arbeitsleben wirft die Diagnose Diabetes bei Betroffenen eine Vielzahl an Fragen auf: Soll ich den Kollegen von meinem Diabetes erzählen? Muss ich das vielleicht sogar? Wie wird mein Chef reagieren? Und werde ich überhaupt noch als vollwertiger Arbeitnehmer angesehen? Häufig besteht Verunsicherung – auch auf Arbeitgeberseite – darüber, welche Berufe für Menschen mit Diabetes geeignet sind. Vielen ist nicht klar, dass die meisten Berufe und Tätigkeiten von Diabetespatienten ausgeübt werden können, zu denen sie nach Neigung, Befähigung und Ausbildung geeignet erscheinen. Eine Ausnahme stellen Betätigungen dar, bei denen Betroffene infolge einer schweren Unterzuckerung sich und andere gefährden würden. Im Zweifel sollte mit dem behandelnden Diabetologen oder einem Arbeitsmediziner geklärt werden, ob Bedenken oder Auflagen bestehen.

Bei Polizei- oder Grenzkontrollen können Utensilien wie Spritzen oder Kanülen den Verdacht auf Drogenkonsum wecken. Ein mitgeführter internationaler Diabetiker-Ausweis sowie das gleichzeitige

Vorhandensein von Blutzuckermessgerät, Teststreifen und Insulin führen in der Regel rasch zu einer Klärung der Situation.

Welche behandlungsbedürftigen seelischen Erkrankungen kommen bei Menschen mit Diabetes häufig vor?

Einige seelische Krankheiten kommen bei Menschen mit Diabetes gehäuft vor: Depressionen, Angststörungen und Essstörungen.

Depressionen

Depressionen sind mit weitem Abstand vor allen anderen psychischen oder körperlichen Leiden die am schwersten belastende Erkrankung für die Betroffenen. Bei Menschen mit Diabetes kommen Depressionen fast doppelt so häufig vor wie in der übrigen Bevölkerung. Besonders gefährdet, depressiv zu reagieren, sind von Folgekrankheiten des Diabetes Betroffene. Denn: Wer aus gesundheitlichen Gründen weniger am normalen Leben teilhaben kann, verliert viele positive Erlebnismöglichkeiten, was auf die Stimmung drückt. Spricht man von einer Depression als psychischer Erkrankung, geht es aber nicht ausschließlich um Stimmungsschwankungen, Freud- oder Antriebslosigkeit. Solche Gemütsverfassungen gehören zu den normalen Hochs und Tiefs eines jeden Lebens und sind normale Reaktionen auf Belastungen, Verluste oder Enttäuschungen. Erst wenn dieser Zustand über mehrere Wochen oder Monate anhält und sich das Gefühl der inneren Leere wie ein bleierner Mantel um Körper und Seele legt, spricht man von einer Depression. Dabei gibt es keine eindeutige Trennung zwischen Depressivität und Depression. Der Übergang von der Depressivität in die Depression ist vielmehr fließend. Menschen, die gleichzeitig an einem Diabetes und einer Depression oder Depressivität leiden, sind nicht selten mit den Anforderungen einer Diabetesbehandlung überfordert und vernachlässigen die nötige Behandlung. Dies lässt sich an einer schlechteren Stoffwechsellage und insgesamt an einem ungünstigeren Krankheitsverlauf erkennen. Andererseits begünstigen aber auch Verschlechterungen der Erkrankung depressive Stimmungen bis hin zu einer klinischen Depression.

Eine schwierige Lage: Der Diabetes kann zur Depression führen und die Depression kann die Stoffwechsellage ungünstig beeinflussen.

In vielen Fällen wird eine Depression jedoch leider nicht erkannt und deswegen auch nicht behandelt. Warum ist das so? Menschen scheuen sich oft, über ihr seelisches Befinden zu sprechen. Es kann beschämend sein, seine Lustlosigkeit, Antriebslosigkeit oder gar Suizidideen dem Hausarzt mitzuteilen. Viele behalten das lieber für sich, was den inneren Druck oftmals erhöht. Häufig verstehen Menschen aber auch gar nicht, was mit ihnen los ist, wenn depressive Beschwerden erstmals auftreten. Es fühlt sich fremd an. Sich jemandem anzuvertrauen eröffnet die Chance, eine Behandlung zu bekommen, die die Lebensqualität deutlich verbessern kann.

Tatsächlich gibt es heute sehr gute Behandlungsmöglichkeiten mit hoher Erfolgsaussicht. Gemeint ist eine Psychotherapie bei einem Psychotherapeuten – das sind meist Diplom-Psychologen mit therapeutischer Zusatzausbildung – oder einem Psychodiabetologen – einem Psychologen mit viel Wissen auf dem Gebiet der Diabeteserkrankungen. Psychotherapeutische Gespräche helfen meistens gut, einen Weg zu finden, mit der Krankheit und deren Einschränkungen zu leben, den Verlust an Gesundheit zu verarbeiten und gegebenenfalls einen neuen Sinn in einem Leben mit chronischer Erkrankung zu finden. Manchmal – z.B. bei quälenden und anhaltenden Schlafstörungen oder ausgeprägten Suizidgedanken - ist darüber hinaus eine medikamentöse Behandlung der Depression sinnvoll. Dies sollte dann ein Facharzt (Psychiater, Facharzt für Psychotherapeutische Medizin) entscheiden. Scheuen Sie sich deshalb bitte nicht, Ihren Arzt anzusprechen, wenn Sie bei sich Symptome bemerken, die auf eine Depression hindeuten.

Angststörungen

Angststörungen können das Leben von Menschen mit Diabetes erheblich verändern und beeinträchtigen. Sie beziehen sich oft auf das Spritzen, auf Abhängigkeit vom Insulin, auf Unterzuckerungen, auf Folgekrankheiten. Angst hat als normale Reaktion auf eine Gefahrensituation eine wichtige Funktion im Leben von Menschen: Sie dient als Warnhinweis und zeigt an, dass man sich mit einer bestimmten – der beängstigenden – Situation auseinandersetzen muss. Wird die Angst aber so groß, dass Gefahren deutlich überschätzt werden, kann die Angst selbst zu einer Erkrankung werden. Entwickelt sich etwa ein Unlustgefühl, sich Insulin zu spritzen, zu einer phobischen Angst vor dem Spritzen, wird dies die Diabetesbehandlung erheblich erschweren. Ständige Ängste lähmen, machen hilflos oder führen in die Resignation. Ein weiterer Ausdruck einer Angsterkrankung kann sein, Gefahren zu verharmlosen oder zu leugnen und die Behandlung des Diabetes komplett zu vernachlässigen.

Angststörungen sind dann behandlungsbedürftig, wenn sie über normale Ängste hinausgehen und beginnen, das Leben des Betroffenen zu bestimmen. Sie treten häufig zusammen mit depressiven Verstimmungen oder auch erhöhtem Alkoholkonsum auf. Sie führen zu einer verschlechterten Stoffwechsellage und beeinträchtigen die Lebensqualität oft nachhaltig.

Wer übertrieben starke Angst vor Unterzuckerungen hat, wird seinen Blutzucker wahrscheinlich dauerhaft hochhalten. Damit riskiert er aber, dass Folgekrankheiten des Diabetes begünstigt werden und früher auftreten.

Wer sich vor den Folgekrankheiten sehr fürchtet, wird seinen Blutzucker tendenziell niedrig einstellen und damit häufiger Unterzuckerungen erleben. Es wird deshalb darauf ankommen, unrealistische Ängste vor der Hypo- wie der Hyperglykämie zu verändern und die Gefahren richtig einzuschätzen, um den besten Weg zwischen den Extremen zu finden.

Psychotherapeutische Behandlungen sind in den meisten Fällen Erfolg versprechend. Eine Verhaltenstherapie ist bei Angststörungen das Mittel der ersten Wahl. Darin lernt man, den Angstsituationen nicht mehr auszuweichen, sondern sich ihnen zu stellen. Auf diese Weise vermindert sich die Angst.

Essstörungen

Essstörungen gehören – neben Depressionen und Angststörungen – zu den wichtigsten psychischen Erkrankungen bei Patienten mit Diabetes mellitus. Am bekanntesten sind die Magersucht (Anorexia nervosa) und die Ess-Brech-Sucht (Bulimia nervosa). Die Magersucht ist eine seltene Erkrankung, die auch bei Menschen mit Diabetes nicht häufiger auftritt als bei anderen. Anders die Bulimia nervosa und die Binge-Eating-Störung. Diese finden sich deutlich häufiger unter Menschen mit Diabetes.

Allen Formen von Essstörungen gemeinsam ist, dass sie gehäuft mit Selbstwertproblemen verbunden sind und dass die Betroffenen im Alltag eine Routine entwickeln, um ihr gestörtes Essverhalten zu verbergen.

Die Magersucht äußert sich durch eine streng kontrollierte und stark eingeschränkte Nahrungsaufnahme, übertriebene körperliche Aktivitäten, ständiges gedankliches Beschäftigtsein mit der Essensaufnahme und dem Erscheinungsbild des Körpers, der trotz extremen Untergewichts als zu dick empfunden wird. Die übergroße Angst vor einer Gewichtszunahme ist so beherrschend, dass das Körpergewicht zum Mittelpunkt des gesamten Fühlens, Denkens und Handelns wird. Diejenigen – meist junge Mädchen oder Frauen –, die an Diabetes und gleichzeitig an Magersucht erkrankt sind, haben ein hohes Risiko für ausgeprägte diabetische Folgeerkrankungen, da sie oft bewusst viel zu wenig an benötigtem Insulin spritzen, um durch das Ausscheiden von Zucker über den Urin Gewicht zu verlieren und sich dem Idealbild eines extrem untergewichtigen Körpers anzunähern.

Dieses „Einsparen" von Insulin findet sich oft auch bei – wieder überwiegend weiblichen – Patienten mit Ess-Brech-Sucht. Kennzeichnend für die Bulimia nervosa sind Heißhungeranfälle mit anschließenden gegensteuernden Maßnahmen wie Erbrechen, Diäten, Missbrauch von Abführmitteln, Appetitzüglern und Entwässerungstabletten oder – bei insulinbehandelten Diabetikerinnen – Weglassen von Insulin. Obwohl sich das Gewicht dieser Patientinnen meist im normalen oder im lediglich leicht erhöhten Bereich befindet, besteht eine große Unzufriedenheit mit der Figur bei gleichzeitiger Angst vor einer Gewichtszunahme. Die betroffenen Frauen kontrollieren in der Regel ihr Essverhalten in der Öffentlichkeit. Bei der Auswahl der offiziellen Mahlzeiten werden dann Light- und fettarme (so genannte „erlaubte") Produkte bevorzugt, während für die Essanfälle große Mengen leicht verzehrbarer, hochkalorischer (so genannte „verbotene") Lebensmittel gekauft werden. Die heimlichen Ess-Brech-Anfälle sind für die Betroffenen äußerst schambesetzt. Gefühle von Ekel und Selbsthass führen häufig zu depressiven Verstimmungen.

Die Binge-Eating-Störung ist meist mit Übergewicht oder Adipositas verbunden. Daher ist sie insbesondere für Personen mit Typ-2-Diabetes von Bedeutung. Während der regelmäßigen Heißhungeranfälle werden große Mengen an Lebensmitteln verschlungen. Es folgen allerdings keine gegensteuernden Maßnahmen wie bei der Bulimie. Da Heißhungerattacken negative Auswirkungen auf den Blutzucker haben und diese damit ein erhöhtes Risiko für eine Entgleisung des Stoffwechsels und die Entwicklung von diabetischen Folgeerkrankungen beinhalten, wird den Betroffenen dringend empfohlen, sich ihrem Diabetologen anzuvertrauen, um die Möglichkeit einer Blutzuckerkorrektur für die Zeiträume der Essattacken zu erarbeiten. Dies betrifft die Ess-Brech-Sucht genauso wie die Heißhungeranfälle ohne folgendes Erbrechen. Bei allen Essstörungen ist eine psychotherapeutische Behandlung eine entscheidende Maßnahme, um einen gesünderen Umgang mit seinen Bedürfnissen zu finden.

Lebensqualität bei Diabetes

Aus wissenschaftlichen Untersuchungen wissen wir, dass eine möglichst gute Lebensqualität gerade für Menschen, die an einer chronischen Krankheit wie Diabetes leiden, sehr wichtig ist. Patienten mit einer guten Lebensqualität erreichen oft bessere Behandlungsergebnisse und kommen mit den Anforderungen, die die Krankheit an sie stellt, besser zurecht.

Lebensqualität bedeutet für die meisten Menschen:
- körperliches Wohlbefinden,
- seelisches Wohlbefinden,
- gute Einbindung in das soziale Umfeld (z.B. Familie, Belegschaft)
- Teilhabe am alltäglichen Leben (Beruf, Freizeitmöglichkeiten, Familie),
- materielle Absicherung, d.h. ausreichender Lebensstandard ohne wesentlichen Mangel.

Gute Lebensqualität wird durch folgende Faktoren begünstigt:
- eigenverantwortliche und aktive Steuerung des eigenen Lebens,
- eine realistische Einschätzung des eigenen Lebens und dessen Möglichkeiten, um zu verhindern, dass unnötig Energien gebunden werden,
- gut gestaltete soziale Beziehungen mit dem Gefühl von Liebe, Freundschaft und Geselligkeit,
- eine gute Balance zwischen Anspannung und Entspannung,
- Kreativität und Neugier helfen, sich in neuen und unbekannten Situationen gut zurechtzufinden,
- häufige positive Erlebnisse („das tägliche kleine Glück") und eine optimistische Grundhaltung.

Es ist wichtig, dass Menschen mit Diabetes und ihre Ärzte bei therapeutischen Entscheidungen immer auch im Blick behalten, welche Auswirkungen eine Entscheidung auf die Lebensqualität hat.
Manche therapeutischen Empfehlungen sind aus medizinischer Sicht sehr sinnvoll, unter Berücksichtigung der persönlichen Lebensumstände verlangen sie dem Patienten jedoch sehr viel ab und gehen mit großen Einschränkungen der Lebensqualität einher. Hier müssen die Kosten und der Nutzen der einzelnen Alternativen gemeinsam abgewogen und gegebenenfalls ein Kompromiss gefunden werden.

Hilfe bei psychischen Problemen

Erster Ansprechpartner bei psychischen Problemen im Zusammenhang mit dem Diabetes können Hausarzt oder Diabetologe, aber auch Diabetesberater sein. In vielen Fällen wird eine ambulante Psychotherapie bei einem ärztlichen oder psychologischen Psychotherapeuten die Beschwerden bessern. Die Kosten werden zumeist von den Krankenkassen übernommen. In komplizierten Fällen können auch stationäre Behandlungen in spezialisierten Diabetes-Fachkliniken oder in psychosomatischen Kliniken sinnvoll sein. Hier sind die Krankenkassen oder die Rentenversicherung die Kostenträger.

Informationen zum Thema „Seelische Probleme bei Diabetes" gibt es im Internet auf der Homepage der „Arbeitsgemeinschaft Diabetes und Verhaltensmedizin in der DDG" unter www.diabetes-psychologie.de. Dort ist auch der „Psychotherapieführer für Menschen mit Diabetes" zu finden, in dem die Adressen diabeteserfahrener Psychotherapeuten aufgeführt sind.

Umgang mit Stress und Belastungen

„Ich bin total gestresst" oder „Mensch, hatte ich heute Stress", sind Aussagen, die man häufig hört. Kurzfristig spornt dieser Stress zu mehr Leistung an und macht das Leben aufregend – einige suchen ihn sogar gezielt und behaupten, ohne ihn nicht arbeiten zu können. Dauert dieser Zustand jedoch zu lange an, ohne dass wir uns zwischenzeitlich erholen, hat das Auswirkungen auf unsere Gesundheit und unser Wohlbefinden.

Typische Stressfolgen sind:
- Konzentrationsschwierigkeiten, innere Unruhe, Gedankenkreisen,
- Gereiztheit, Unzufriedenheit,
- Erschöpfung, Depressivität, „Burn-out",
- Schlafstörungen, chronische Müdigkeit,
- Kopfschmerzen, Rückenschmerzen,
- Magen-, Darm- und Verdauungsbeschwerden,
- Hörsturz, Ohrgeräusche,
- Herz-Kreislauf-Krankheiten wie Bluthochdruck,
- Allgemeine Schwächung des Immunsystems und damit Anfälligkeit für Erkältungen, Infekte und andere Erkrankungen.

Stress erhöht zudem den Blutzuckerspiegel und kann eine Diabetes-Erkrankung verschlechtern. Möglicherweise ist anhaltender Stress sogar an der Entstehung des Typ-2-Diabetes beteiligt. Häufig leidet auch das Diabetes-Management in stressreichen Zeiten, da man z.B. weniger auf seine Ernährung achtet, keine Zeit für Sport und andere Aktivitäten findet, ggf. mehr Zigaretten raucht und Alkohol trinkt oder seine Medikamente nicht so gewissenhaft nimmt wie sonst. Anhaltender Stress ist häufig ein Mitverursacher von Übergewicht.

Sinnvollerweise sollte man etwas gegen Stress tun, bevor ernsthafte Beeinträchtigungen eintreten. Spätestens wenn Sie feststellen, dass die Belastungen zu groß werden, sollten Sie aktiv werden. Im Folgenden sehen Sie verschiedene Stressbewältigungsstrategien, die näher erläutert werden.

Strategien gegen Stress

1. Abbau von Stressquellen in Beruf und Freizeit
   * Persönliche Stressanalyse
   * Problemlösen
   * Zeitmanagement

2. Erhöhen der eigenen Widerstandskraft
   * Regelmäßige Entspannung
   * Änderung stressverschärfender Einstellungen
   * Aufbau von hilfreichen Fertigkeiten

3. Ausgleich für bestehende Belastungen
   * Bewegung, Sport
   * Ablenkung, Hobbys, schöne Erlebnisse
   * Soziale Unterstützung und Geborgenheit

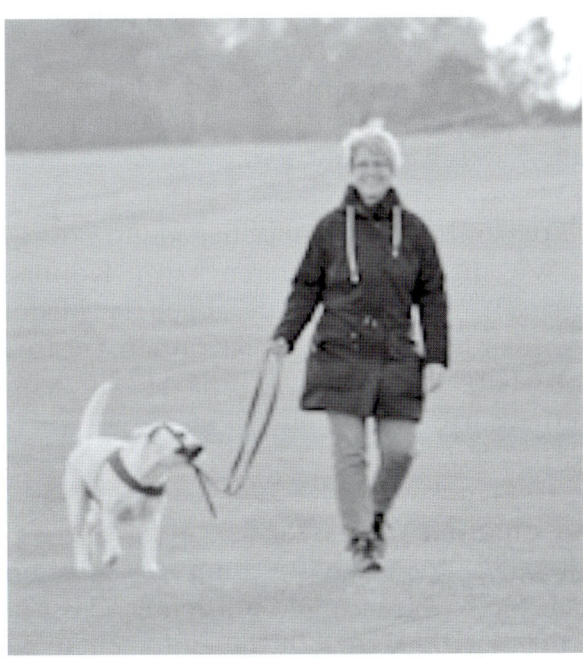

Abbildung 36:
Abstand vom Alltag, Bewegung, Hobbys und Natur können das Stresserleben reduzieren

1. Abbau von Stressquellen

Am Anfang sollte die persönliche Stressanalyse stehen, also die Fragen: „Was stresst mich?" und „Wie reagiere ich auf Stress?". Die Belastungssituationen sind von Mensch zu Mensch verschieden. Einer leidet unter dem Schichtdienst, ein anderer unter dem hektischen Arbeitsalltag, ein Dritter unter der unsicheren Zukunftssituation. Auch kommt es auf die Dosis an: Ein einmaliges Ereignis überfordert wahrscheinlich noch nicht, kommt es häufiger vor oder kommen mehrere Belastungen zusammen, wird es zu viel.

Typische Stressquellen sind:
*   Zeitnot, Termindruck,
*   viel Verantwortung, Entscheidungsdruck,
*   enge Vorgaben, wenig Handlungsspielraum,
*   ständige Störungen und Unterbrechungen,
*   Konflikte mit Vorgesetzten, Kollegen, Kunden, Familienmitgliedern oder Nachbarn,
*   Verschiedene Anforderungen, denen man gerecht werden soll (z.B. Vereinbarkeit von Beruf und Familie),
*   Lärm, Hitze/Kälte, Enge, einseitige körperliche Belastungen,
*   Zukunftsängste wegen Arbeitsplatzunsicherheit, Gesundheit, Schulden.

Wenn Sie Ihre persönlichen Verursacher identifiziert haben, sollten Sie überlegen, wie man sie reduzieren kann. Können Sie einzelne Aufgaben weglassen oder an Andere abgeben? Hilft ein klärendes Gespräch, einen Konflikt beizulegen? Können Sie Ihren Alltag besser organisieren? Gibt es Hilfsmittel, die Sie nutzen können, oder würde Ihnen eine Fortbildung helfen?

2. Erhöhen der eigenen Widerstandskraft

Sicherlich haben Sie schon einmal beobachtet, dass Sie an manchen Tagen bereits bei Kleinigkeiten in die Luft gehen und an anderen Tagen den gleichen Dingen ganz gelassen begegnen. Auch geraten Menschen, die alles schwarz sehen, schneller unter Druck als Optimisten. Weitere Stress verschärfende Eigenschaften sind Perfektionismus, nicht Nein sagen können und geringes Selbstvertrauen. Also nicht nur die Situation, sondern wir selbst mit unseren Stimmungen und Grundeinstellungen haben Einfluss auf das Stresserleben. Je positiver und gelassener wir an die Dinge herangehen, desto besser ist es für uns und unsere Umwelt:

- Habe ich zu hohe oder falsche Erwartungen? Es muss nicht alles perfekt sein.
- Was könnte schlimmstenfalls geschehen? Wie wahrscheinlich ist das?
- Habe ich schon einmal eine ähnlich schwierige Situation gemeistert? Wie?
- Wie werde ich in einer Woche, einem Monat oder einem Jahr darüber denken?
- Wie denkt jemand darüber, der es leichter nimmt als ich?

Regelmäßige Entspannung und Erholungspausen sorgen zudem für innere Ausgeglichenheit. Wir regen uns nicht so schnell auf und behalten einen kühlen Kopf. Entspannungsverfahren wie Autogenes Training oder progressive Muskelentspannung (z.B. nach Jacobson) sind wissenschaftlich nachgewiesen wirksam, aber auch Ihre persönlichen Methoden (z.B. Spazierengehen) erfüllen ihren Zweck.

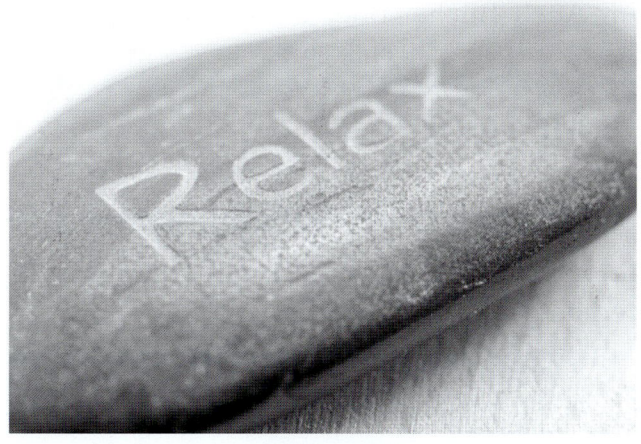

Abbildung 37:
Bewegung und Entspannung verbessern die Lebensqualität

3. Ausgleich für bestehende Belastungen

Wenn wir im Stress sind, verzichten wir häufig auf Aktivitäten, die uns als Ausgleich dienen könnten. Aber gerade in diesen Situationen ist es wichtig, auf andere Gedanken zu kommen und den Stress körperlich abzubauen. Gehen Sie also (r)aus, bewegen Sie sich, treffen Sie Freunde oder machen Sie etwas Anderes, das Ihnen Freude bereitet. Sie werden sich hinterher gelöster fühlen und haben neue Kraft, den Alltag zu meistern.

Möglichkeiten für Ausgleich und Entspannung:

– Spazierengehen	– Autogenes Training
– Musikhören	– Progressive Muskelentspannung
– Sauna	– Atementspannung
– Gartenarbeit	– Meditation
– Heimwerken und Handarbeit	– Yoga, Tai Chi, Qi Gong
– Achtsamkeit	

Wenn Sie an einer Vertiefung des Themas Interesse haben, können Sie sich z.B. bei Ihrer Krankenkasse über die Angebote zum Stressmanagement und zu Entspannungstechniken informieren. Die gesetzlichen Krankenkassen haben ein reichhaltiges Kursangebot, die Kosten werden bei regelmäßiger Teilnahme zu einem großen Teil übernommen. Auch Bücher oder CDs können beim Erlernen von Entspannungstechniken hilfreich sein.

Meine Stressquellen:

....

....

....

Meine Strategien gegen Stress:

....

....

....

Von guten Vorsätzen, Rückschlägen und dauerhaften Erfolgen

Sofern Sie eine medizinische Rehabilitation durchgeführt haben, haben Sie wahrscheinlich viele positive Erfahrungen gemacht, z.B. wie gut Ihnen die regelmäßige körperliche Bewegung tut, wie lecker gesundes Essen schmecken kann und wie positiv sich die Ruhe und Entspannung auf Ihr allgemeines Wohlbefinden auswirken. Wäre es nicht schön, wenn Sie einiges davon in Ihren Alltag einbinden könnten? Wir möchten Ihnen dazu einige Tipps geben.

Ziele

Ziele helfen uns, den richtigen Weg zu verfolgen und uns auch in schwierigen Situationen wieder zu motivieren. Um das zu erreichen, müssen ein paar Dinge bei der Formulierung von Zielen beachtet werden:

- Beschreiben Sie den angestrebten Zustand so genau wie möglich.
  „Ich möchte mindestens einmal am Tag frisches Obst oder Gemüse essen" statt *„Ich will mich gesünder ernähren."*

- Seien Sie realistisch. Wenn Ihre Ziele zu hoch gesteckt sind, ist ein Scheitern absehbar. Sind sie zu niedrig, spornen sie nicht an.
  „Ich möchte einmal pro Woche für mindestens 30 Minuten walken gehen" statt *„Ich will jeden Tag eine Stunde joggen."*

- Seien Sie nicht so streng mit sich. Sie setzen sich damit zu sehr unter Druck.
  „Ich möchte abends vor dem Fernseher keine Schokolade mehr essen" statt *„Ich esse gar keine Süßigkeiten mehr."*

- Formulieren Sie Ihr Ziel positiv, damit Sie sich auf das Ergebnis freuen.

187

„Ich möchte wieder in mein schönes Sommerkleid passen" statt „Ich muss strenge Diät halten."

- Machen Sie Ihre Ziele überprüfbar, um zu kontrollieren, wie weit Sie von ihnen entfernt sind.
  „Ich möchte einen HbA$_{1c}$-Wert unter sieben Prozent erreichen" statt „Mein Diabetesmanagement soll besser werden."

Unterstützung

Sie müssen die Ziele nicht allein erreichen. Vielleicht gibt es etwas oder jemanden, der Ihnen helfen kann, so z.B. ein Bewegungs- oder Ernährungskurs von der Krankenkasse, eine gut sichtbare Tabelle, in die Sie wöchentlich Ihr Gewicht eintragen, ein Abnehmforum im Internet oder eine Gruppe von Gleichgesinnten, in der Sie sich regelmäßig an Ihre Vorsätze erinnern. Diese zusätzliche Verbindlichkeit hilft, den inneren Schweinehund zu überwinden.

Hindernisse

Auf dem Weg zum Ziel werden Ihnen immer wieder Stolpersteine begegnen: Sie haben heute Abend eine Einladung, obwohl eigentlich Ihr Sporttag ist, Sie fühlen sich viel zu müde, um Ihren Spaziergang zu machen, oder das Wetter ist zu schlecht.

Wenn Sie hin und wieder „sündigen", ist es nicht schlimm. Genießen Sie es, ohne ein schlechtes Gewissen zu haben! Tritt das Problem häufiger auf, sollten Sie etwas dagegen tun. Überlegen Sie sich am besten schon vorher, welche kritischen Situationen auftreten können und wie Sie diese meistern wollen. So könnten Sie z.B. Ihren Sporttag auf den nächsten Tag verschieben. Wenn Sie in der Woche zu müde sind, verlegen Sie Ihre Pläne besser auf das Wochenende und bestimmt fallen Ihnen „Schlechtwetter"-Alternativen ein.

Rückschläge

Trotz aller Mühen kann es zu Rückschlägen kommen. Lassen Sie sich davon nicht entmutigen, sondern bleiben Sie weiter am Ball. Versuchen Sie, die Ursachen für den Fehlschlag zu analysieren. War das Ziel nicht gut gewählt? Haben Sie bestimmte Hindernisse vorher nicht bedacht? Oder hatten Sie in letzter Zeit einfach andere Dinge im Kopf? Macht nichts! Ausrutscher gehören zum (genussvollen) Leben dazu, danach geht es zielgerichtet weiter.

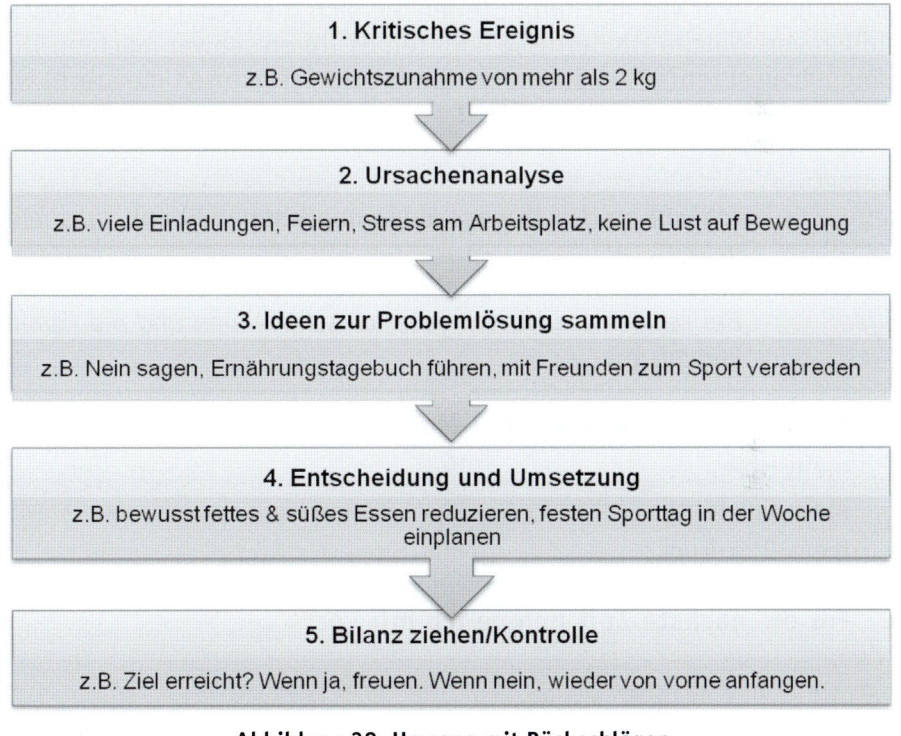

Abbildung 38: Umgang mit Rückschlägen

Selbstvorwürfe und negative Gefühle wie Wut, Angst, Verzweiflung und Traurigkeit sind in solchen Situationen wenig hilfreich. Häufig führen sie dazu, dass alle guten Vorsätze über Bord geworfen und die Ziele ganz aufgegeben werden. Akzeptieren Sie, dass Entwicklungen nicht immer geradlinig verlaufen. Menschen sind keine Maschinen.

Überlegen Sie besser, was der Grund für den Rückschlag war und was Sie tun können, um aus dem Loch wieder herauszukommen.

Seien Sie versichert: Je häufiger Sie es schaffen, desto mehr wird es zur Gewohnheit und die Wahrscheinlichkeit von Rückfällen reduziert sich.

Arbeitsblatt: Meine Ziele für die nächste Zeit

Bitte schreiben Sie Ihre Pläne so genau wie möglich auf (wann, wo, wie wollen Sie etwas machen). Stellen Sie sich die Situation am besten bildlich vor. Welche Hindernisse könnten es Ihnen schwer machen, Ihre Pläne umzusetzen? Wie können Sie diese Schwierigkeiten meistern, wer oder was kann Ihnen dabei helfen?

Beispiel:
Ziel: *Ich will an den Wochenenden mindestens 30 min. spazieren gehen.*
Hindernisse: *Schlechtes Wetter, Familie hat andere Pläne, keine Lust...*
Hilfen: *Bei schlechtem Wetter gehe ich schwimmen und die Familie kommt mit.*

1. **Mit diesen Ergebnissen in 3 Monaten wäre ich zufrieden:**
   mein HbA$_{1c}$ _____ %
   mein Gewicht   _____ kg
   mein Blutdruck   _____ mm Hg

2. **Für die nächste Zeit nehme ich mir vor:**
   _____
   _____
   _____
   _____

3. **Folgende Hindernisse und Schwierigkeiten könnten mir begegnen:**
   _____
   _____

4. Das könnte mir bei der Umsetzung der Ziele helfen (Unterstützung):

_____

_____

_____

_____

Nach einiger Zeit (z.B. nach einem Monat)

Wie oft konnten Sie Ihre Pläne in die Tat umsetzen?
(bitte ankreuzen)

Gar nicht   vollständig

I--I
0%   25%   50%   75%   100%

Bei 75-100%: Herzlichen Glückwunsch! Weiter so!

Bei unter 75%: Sind Sie mit Ihrem Ergebnis zufrieden?

Wenn nicht, was waren die Ursachen hierfür? Was können Sie ändern, um Ihren Zielen nächste Woche näher zu kommen?

_____

_____

_____

Wollen Sie Ihre Ziele ändern? Gibt es neue Ziele, die Sie sich vornehmen wollen?

_____

_____

_____

5.
Diabetes im Alltag

Diabetes und Kraftverkehr

Der Besitz eines Führerscheins und das Führen eines Kraftfahrzeugs (Kfz) ermöglichen die Teilhabe am modernen Leben. Es wird immer wieder die Frage gestellt, ob Menschen mit chronischen Erkrankungen (z.B. Diabetes mellitus) im Straßenverkehr zusätzlichen Gefahren ausgesetzt sind oder ob sie zusätzliche Risiken für andere Verkehrsteilnehmer darstellen.

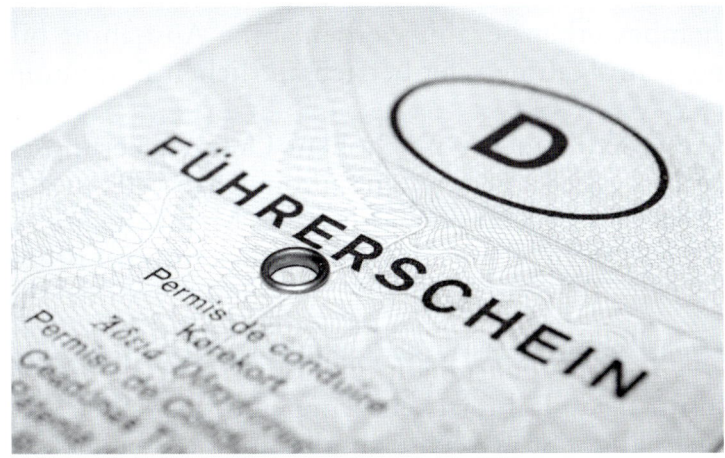

Es ist durch zahlreiche wissenschaftliche Untersuchungen belegt, dass Menschen mit Diabetes im Allgemeinen nicht häufiger Verkehrsunfälle verursachen als Verkehrsteilnehmer ohne Diabetes. Einige (zahlenmäßig eher kleine) Gruppen von Menschen mit Diabetes haben allerdings ein unter Umständen stark erhöhtes Unfallrisiko. Bei ihnen besteht daher nur eine eingeschränkte oder sogar aufgehobene Fahreignung. Diese Fragen sind in der Fahrerlaubnisverordnung (FeV) Anlage 4 (Anhang F) sowie in den Begutachtungsleitlinien zur Kraftfahreignung der Bundesanstalt für Straßenwesen (BASt) beschrieben und geregelt.

Allgemein kann festgehalten werden, dass Menschen mit einem Diabetes in der Führerscheingruppe 1 (Pkw, Motorräder) ohne jede Einschränkung am Straßenverkehr teilnehmen können, wenn die Behandlung mit Medikamenten ohne Unterzuckerungsrisiko erfolgt und wenn keine Funktionseinschränkungen durch andere Krankheiten vorliegen. In der Führerscheingruppe 2 (Bus, Lkw, Sonderfahrzeuge u.ä.) besteht dann Fahreignung, wenn sie durch ein verkehrsmedizinisches Gutachten ausdrücklich festgestellt worden ist. Grundvoraussetzung ist die Dokumentation einer stabilen Stoffwechsellage über drei Monate. Diese Gutachten können nicht durch den behandelnden Arzt (z.B. Hausarzt, Diabetologe) erstellt werden. Sie werden nur anerkannt, wenn sie von einem Facharzt oder einem Betriebsarzt mit verkehrsmedizinischer Qualifikation angefertigt wurden. Sie müssen in der Regel vom Führerscheininhaber bzw. Führerscheinbewerber bezahlt werden. Eine Ausnahme bilden Untersuchungen im Rahmen der betriebsärztlichen Betreuung.

Als Diabetes-Medikamente mit hohem Unterzuckerungsrisiko gelten alle Insuline, die so genannten Sulfonylharnstoffe und die Glinide (siehe Seite 85). Alle anderen Diabetes-Medikamente (z.B. Metformin) können nicht zu schweren Unterzuckerungen führen, sofern sie nicht mit Insulin oder Sulfonylharnstoffen kombiniert werden.

Einschränkungen der Fahrtauglichkeit oder sogar ein *Fahrverbot* ergeben sich für beide Führerscheingruppen in folgenden Situationen:
- Nach erstmaliger Stoffwechselentgleisung oder bei neuer medikamentöser Einstellung, bis die Stoffwechsellage stabil ist und Sehstörungen nicht mehr vorhanden sind.
- Nach zwei und mehr schweren Unterzuckerungen mit Fremdhilfe innerhalb von zwölf Monaten ist die Fahreignung ganz aufgehoben. Die Fahreignung ist erst wieder gegeben, wenn die Stoffwechsellage stabil geworden ist und während der letzten zwölf Monate keine schwere Unterzuckerung mehr aufgetreten ist.
- Bei einer gestörten Hypoglykämie-Wahrnehmung besteht Fahreignung erst dann, wenn Unterzuckerungen wieder zuverlässig wahrgenommen werden.
- Bei stark erhöhten Blutzuckerwerten ist die Fahreignung dann aufgehoben, wenn Konzentration, Reaktion und Aufmerksamkeit sowie das Sehvermögen eingeschränkt sind.
- Bei einer Unterzuckerung besteht ausnahmslos Fahrtuntüchtigkeit und damit grundsätzlich ein Verbot, ein Kfz zu bewegen. Es darf erst weitergefahren werden, wenn Aufmerksamkeit, Re-

aktionsfähigkeit und Sicherheit beim Lenken in vollem Umfang wieder vorhanden sind. Dies kann unter Umständen bis zu einer Stunde und länger nach Beginn der Unterzuckerung dauern. Die Fahrtüchtigkeit ist nicht schon automatisch wiederhergestellt, wenn die Blutzuckerwerte wieder normal sind.

Bei folgenden **Folge- und Begleiterkrankungen** ergeben sich für beide Führerscheingruppen **Einschränkungen der Fahreignung** oder sogar **Fahrverbote** in folgenden Situationen:
- Die Sehfähigkeit ist beeinträchtigt
    - infolge starker Blutzuckerschwankungen,
    - bei fortgeschrittener diabetischer Netzhauterkrankung oder durch deren Behandlung (z.B. Laser-Therapie) und
    - durch andere bei Menschen mit Diabetes häufige Augenerkrankungen (z.B. grauer Star).
  In diesen Fällen ist zur Klärung eine augenärztliche Untersuchung erforderlich.
- Bei Funktionsstörungen infolge einer fortgeschrittenen diabetischen Neuropathie (z.B. Unsicherheiten in der Pedalbedienung) ist vom Führen eines Kfz dringend abzuraten.
- Bei einer Ruhigstellung von Fuß und/oder Unterschenkel bei einem diabetischen Fußsyndrom durch Gips oder Therapieschuhe ist die Fahreignung nicht mehr gegeben. Das Gleiche gilt für Menschen, bei denen am Fuß oder Unterschenkel Amputationen vorgenommen wurden.
- Bei unbehandelten und ausgeprägteren Stadien eines Schlaf-Apnoe-Syndroms mit „Sekundenschlaf" besteht grundsätzlich keine Fahreignung. Nach einer erfolgreichen Behandlung (z.B. durch die regelmäßige nächtliche Benutzung eines Beatmungsgeräts) kann die Fahreignung vollständig oder mit Auflagen wieder gegeben sein.
- Betroffene können mit einem einfachen Fragebogen-Test (ESS) selber ermitteln, ob sie an einer schwereren atmungsbezogenen Schlafstörung leiden. Wenn in der ESS (siehe Anhang Seite 243) elf oder mehr Punkte erreicht werden, sollte darauf verzichtet werden, ein Kfz zu führen, bis die Störung fachärztlich abgeklärt bzw. erfolgreich behandelt ist.

Kraftfahrer mit Diabetes, die Insulin verwenden, sollten unbedingt ein Blutzucker-Tagebuch (in Papierform oder elektronisch) führen. Damit kann bei juristischen Auseinandersetzungen eine gute Stoffwechsellage belegt werden.

Wer an Diabetes erkrankt ist und bereits einen Führerschein besitzt, muss die Erkrankung der Straßenverkehrsbehörde nicht von sich aus mitteilen. Auch darf der Arzt keine Mitteilung über den Gesundheitszustand an Behörden machen – er ist an seine ärztliche Schweigepflicht gebunden. Anders ist die Lage, wenn die Behörde von sich aus nach Krankheiten fragt: Dann ist man verpflichtet, wahrheitsgemäße Angaben zu machen und die Tatsache der Diabetes-Erkrankung mitzuteilen. Im Übrigen darf der Diabetes auch gegenüber dem Betriebsarzt nicht verschwiegen werden.

Bei einem Erstantrag auf einen Führerschein ist der Antragsteller verpflichtet, ernste Erkrankungen wie einen Diabetes wahrheitsgemäß anzugeben. Die den Führerschein ausstellende Behörde (z.B. Straßenverkehrsamt, Landratsamt) entscheidet dann, ob und ggf. welche Gutachten beizubringen sind. Sie kann die Fahrerlaubnis auch an bestimmte Auflagen knüpfen.

Bei einer Polizeikontrolle muss der Diabetes ebenfalls nicht angegeben werden. Bei Unfällen kann vom Aussageverweigerungsrecht Gebrauch gemacht werden. Verpflichtend ist nur die Angabe der Personalien. Ggf. ist die Beratung durch einen spezialisierten Anwalt sinnvoll.

Wenn ein Arzt einen Kraftfahrer mit Diabetes darauf hinweist, dass die Fahreignung eingeschränkt oder aufgehoben ist, sollte sich der Betroffene unbedingt daran halten. Wenn er einen Verkehrsunfall mit Personenschaden verursacht, kann dies als Straftat gewertet werden (§ 315c StGB) mit einem möglichen Strafmaß von bis zu fünf Jahren Freiheitsstrafe.

Noch ein paar praktische Tipps für Autofahrer mit Diabetes:

- Setzen Sie sich nur ans Steuer, wenn Sie sich sicher fahrtüchtig fühlen.
- Bei Behandlung mit Medikamenten mit Unterzuckerungsrisiko: Vergewissern Sie sich, dass sich der Blutzuckerspiegel im günstigen Bereich befindet und keine Unterzuckerung droht. Bei Unsicherheit und vor längeren Fahrten sollte der BZ-Wert gemessen werden.
- Bei Insulinbehandlung: Nehmen Sie bei jeder Fahrt ausreichend Kohlenhydrate mit und bei längeren Fahrten auch Insulin und das Blutzucker-Messgerät.
- Bei einer Unterzuckerung sofort anhalten und Kohlenhydrate zu sich nehmen. Die Weiterfahrt ist erst gestattet, wenn Aufmerksamkeit, Reaktionsfähigkeit und Sicherheit beim Lenken in vollem Umfang wieder vorhanden sind.
- Machen Sie alle zwei Stunden eine Pause. Dabei kann ggf. gegessen und der BZ-Wert bestimmt werden.

Diabetes und Beruf

In den meisten Fällen sind ein Diabetes mellitus und dessen Behandlung ohne Probleme mit den beruflichen Anforderungen an den Erkrankten zu vereinbaren. Nach neueren Untersuchungen haben die allermeisten Berufstätigen mit Diabetes nicht mehr krankheitsbedingte Fehltage als die anderen Mitarbeiter. Auch die Zahl der Arbeitsunfälle ist nicht erhöht. Wenn Berufstätige mit Diabetes dennoch Schwierigkeiten haben, müssen zahlreiche Faktoren beleuchtet werden, die Einfluss auf die Qualität der Diabetesbehandlung im Berufsalltag haben können – sowohl beim Betroffenen selbst als auch in seinem beruflichen Umfeld.

Faktoren, die in der Person des Berufstätigen liegen, sind unter anderem:
- geringe Motivation des Betroffenen für die Stoffwechselkontrolle,
- geringe Fähigkeit zum Selbstmanagement,
- Probleme mit der Krankheitsbewältigung,
- diabetische Spätfolgen,
- andere (körperliche und seelische) Erkrankungen.

Medizinische Gründe für Schwierigkeiten am Arbeitsplatz sind insbesondere häufige Unterzuckerungen, das Vorliegen einer schweren Nervenschädigung (Neuropathie) oder eines diabetischen Fußsyndroms sowie Sehbehinderungen durch Netzhautveränderungen oder starke Blutzuckerschwankungen.

Die in der Person liegenden Faktoren können durch ärztliche oder anderweitige Behandlung günstig beeinflusst werden. Oft bietet eine medizinische Rehabilitationsbehandlung dazu förderliche Möglichkeiten.

Als Faktoren, die durch den Arbeitsplatz bedingt sind, kommen z.B. in Betracht:
- unzureichende Möglichkeiten zu Selbstkontrolle und Selbsttherapie,
- wechselnde körperliche Belastungen,

- unregelmäßige oder schlecht planbare Arbeitszeiten,
- schwierige Einhaltung von Ernährungsregeln,
- häufiger Ortswechsel,
- verständnislose Umwelt (z.B. Vorgesetzte, Kollegen, Kunden),
- Einschränkungen durch Gesetze, Vorschriften und Ähnliches.

Nicht immer können die Gegebenheiten am Arbeitsplatz so umgestaltet werden, dass die Anforderungen für eine gute Diabetes-Behandlung erfüllt werden. Dann können Werksarzt, betrieblicher Sozialdienst, Integrationsdienst und Rehabilitationsfachberater der Rentenversicherung oder der Arbeitsagenturen als Ansprechpartner hilfreich sein. Mitunter kann es aber auch dazu kommen, dass ein Berufstätiger seinen Arbeitsplatz aufgeben muss oder sogar ganz aus dem Erwerbsleben ausscheidet (siehe Kapitel „Sozialrechtliche Aspekte bei Diabetes", Seite 207 ff.).

Aus heutiger Sicht kommen grundsätzlich fast alle beruflichen Tätigkeiten für Menschen mit Diabetes in Betracht. Dies gilt insbesondere für die große Zahl von Berufstätigen mit Diabetes, die ihre Erkrankung ohne durch Medikamente verursachtes Hypoglykämie-Risiko (Insulin, Sulfonylharnstoffe) behandeln.

Bei der Prüfung, ob Menschen mit Diabetes bestimmte berufliche Aufgaben zugemutet werden können, muss vor allem das individuelle Risiko von Fehlhandlungen und Unfällen abgeschätzt werden. Bei stabilen gesundheitlichen Bedingungen und unter bestimmten Voraussetzungen können heute Menschen mit Diabetes z.B. auch als Lkw-Fahrer, Busfahrer oder Straßenbahnfahrer tätig sein.

Arbeitsmediziner bewerten bei der Prüfung der Eignung von Menschen mit Diabetes für eine berufliche Tätigkeit folgende Faktoren:
- Art des Berufes und des Arbeitsplatzes,
- Unfallgefährdung im Sinne von Selbst- und Fremdgefährdung,
- Qualität der Stoffwechseleinstellung über einen längeren Zeitraum,
- Art der Behandlung,
- Hypoglykämien (Häufigkeit, Wahrnehmung, Notwendigkeit der Fremdhilfe),

- Folgeerkrankungen (vorrangig Polyneuropathie, Retinopathie),
- Umgang mit der Erkrankung (Selbstbehandlungskompetenz),
- Unterstützungssysteme am Arbeitsplatz.

Anpassungen der Diabetes-Therapie an Anforderungen des Arbeitslebens

Es kann erforderlich werden, die Diabetes-Therapie an die Anforderungen des Arbeitslebens anzupassen. Wenn z.B. Zeiten für Essen, Selbstkontrolle oder Medikamenteneinnahme nicht zuverlässig eingehalten werden können, kann es sinnvoll sein, höhere Blutzuckerwerte anzustreben, um Unterzuckerungen zu vermeiden. Dies kann erreicht werden, indem man die Insulin-Menge oder die Tabletten-Dosis verringert. Bei insulinbehandelten Patienten lässt sich der gleiche Effekt durch die Aufnahme zusätzlicher Kohlenhydrate erreichen. Unter Umständen muss auch die Wahl des Insulinpräparats auf die Gegebenheiten der Arbeitsorganisation abgestimmt werden: Können keine Zwischenmahlzeiten eingenommen werden, kann es günstig sein, sehr kurz wirksame Analoginsuline zu verwenden. Für Beschäftigte mit wechselnden Arbeitszeiten oder Schichtarbeit ist möglicherweise die Wahl eines 24 Stunden lang wirksamen Verzögerungsinsulins vorteilhaft.

Häufig müssen Zeitpunkt und Umfang von Mahlzeiten dem Arbeitsrhythmus angepasst werden. Viele Berufstätige nehmen am Abend aus zeitlichen oder familiären Gründen ihre Hauptmahlzeit ein. Dann ist es eventuell erforderlich, die Insulin-Dosis oder gegebenenfalls die Tabletten-Menge zum Abendessen aufzustocken.

Für die meisten Berufstätigen sind die normalen Arbeitspausen ausreichend, damit sie den Anforderungen an die Diabetes-Therapie (z.B. testen, Insulin spritzen, essen) gerecht werden können. Fällt während der Arbeitszeit häufig schwere körperliche Arbeit an, kann es notwendig werden, während der Arbeit weniger Insulin zu spritzen, um Unterzuckerungen zu vermeiden. Auf einen ausreichenden Verzehr von Kohlenhydraten sollte dann ebenfalls geachtet werden. Um Unterzuckerungen zu vermeiden, kann es sinnvoll sein, die Zielwerte von Blutzucker- und HbA_{1c}-Wert zeitweilig zu erhöhen. Auch Schichtarbeit ist für Berufstätige mit einer Insulintherapie grundsätzlich möglich, die Stoffwechselkontrolle ist allerdings bei zahlreichen Schichtarbeitern erschwert.

Inwieweit man die Diabetes-Erkrankung in seinem Betrieb offen legt, muss jeder Beschäftigte individuell entscheiden. Es kann hilfreich sein, Kollegen über seinen Diabetes zu unterrichten, damit sie im Bedarfsfall (z.B. bei einer Unterzuckerung) Hilfe leisten können. Auch die Information von Vorgesetzten kann sinnvoll sein, wenn dadurch z.B. ein Arbeitseinsatz möglich wird, der den Erfordernissen der Krankheit entspricht. Andererseits empfiehlt es sich, den Diabetes zu verschweigen, wenn man befürchten muss, durch die Offenlegung der Diagnose berufliche Nachteile zu erleiden.

Insulinbehandelte Berufstätige, die Tätigkeiten mit erhöhter Selbst- oder Fremdgefährdung ausführen, z.B. gefährliche, schnell laufende Maschinen bedienen, sollten die beruflichen Risiken, die durch den Diabetes entstehen können, mit ihrem Betriebsarzt besprechen. Gegenüber dem Betriebsarzt darf der Diabetes in keinem Fall verschwiegen werden, ggf. drohen ernste juristische Konsequenzen.

Medizinische Rehabilitation

Erscheint bei einem Berufstätigen mit Diabetes mellitus die Teilhabe am Erwerbsleben gefährdet, ist es sinnvoll, eine medizinische Rehabilitation in Betracht zu ziehen. Dies ist z.B. dann der Fall, wenn gleichzeitig mehrere gesundheitliche Probleme vorliegen, die mit den Möglichkeiten der ambulanten Versorgung nicht nachhaltig gebessert werden konnten. Zur Entstehung einer solchen Situation tragen in der Regel körperliche, seelische und soziale Faktoren bei. Dann kann eine umfassende systematische Rehabilitationsbehandlung die gesundheitliche Situation des Patienten verbessern und ihn gleichzeitig in die Lage versetzen, krankheitsbezogene Verhaltensweisen nachhaltig zu verändern.

Anhaltspunkte für die Notwendigkeit einer medizinischen Rehabilitation sind unter anderem:
- langfristig schlechte Stoffwechsellage,
- Verschlechterung von Folgeerkrankungen,
- offenkundige Schwierigkeiten mit einem angemessenen Umgang mit der Erkrankung,
- Hinweise auf seelische Erkrankungen (z.B. Depression),
- neuer oder wachsender Suchtmittelkonsum (z.B. Alkohol, andere Drogen),
- zunehmende Arbeitsunfähigkeitszeiten.

Während einer Rehabilitationsbehandlung wird in der Regel auch geprüft, ob die bisherige berufliche Tätigkeit für den Patienten weiterhin möglich und zumutbar ist. Gegebenenfalls werden in Absprache mit dem Rehabilitanden berufsfördernde Maßnahmen (so genannte „Leistungen zur Teilhabe am Arbeitsleben") eingeleitet, um die Erwerbsfähigkeit langfristig zu sichern.

Kostenträger für eine Maßnahme zur medizinischen Rehabilitation für Menschen im Erwerbsalter ist in der Regel die Deutsche Rentenversicherung (DRV). Ein Antrag kann in deren örtlichen Service-Zentren gestellt werden. Ein kurzes Gutachten des behandelnden Arztes ist erforderlich.

Medizinische Aspekte zur Erwerbsminderungsrente

Bei einigen Menschen führt die Diabetes-Erkrankung zu so schwerwiegenden gesundheitlichen Veränderungen, dass eine Berufstätigkeit nicht mehr möglich ist. Dann prüft die DRV die Gewährung einer Erwerbsminderungsrente. Die wichtigsten gesundheitlichen Störungen, die bei Menschen mit Diabetes zu einer vollen Erwerbsminderungsrente führen, sind:

- Sehr stark schwankende Blutzuckerwerte, die therapeutisch nicht beeinflussbar sind und mit schwerwiegenden Funktionseinbußen einhergehen.
- Häufige Unterzuckerungen, v.a. bei Hypoglykämie-Wahrnehmungsstörungen (Notwendigkeit sog. betriebsunüblicher Pausen).
- Starke und bleibende Einschränkungen des Sehvermögens (Visus beidseits < 0,3).
- Nephropathie (Nierenerkrankung) im Spätstadium (körperliche Schwäche, zeitliche und psychische Belastung durch Dialyse).
- Fortgeschrittene arterielle Verschlusskrankheit der Füße und Beine mit aufgehobener Wegefähigkeit (4× 500 m Gehen in jeweils 20 Min/Tag unmöglich), Schmerzen.
- Fortgeschrittene Neuropathie (Schmerzen, Verlust von Tiefensensibilität und/oder motorischer Kraft, aufgehobene Wegefähigkeit).
- Über längere Zeit nicht abheilendes Diabetisches Fußsyndrom.
- Fortgeschrittene koronare Herzkrankheit (KHK) oder schwere Pumpschwäche des Herzens (Herzinsuffizienz) (Ergometrie < 50 W, Ejektionsfraktion [Auswurfleistung aus linker Herzkammer] bei der Echokardiographie < 30%).

Der Antrag auf Prüfung einer Erwerbsminderungsrente wird im Allgemeinen in einem Service-Zentrum der DRV gestellt, kann sich aber auch aus einer entsprechenden Leistungsbeurteilung im Entlassungsbericht einer Rehabilitationsbehandlung ergeben. Sozialrechtliche Details zur Berentung finden sich auch auf Seite 236.

Lebensverhältnisse und Diabetes

Lange Zeit waren die Ärzte der Meinung, dass die Diabetes-Erkrankung und die Lebensbedingungen eines Menschen nichts miteinander zu tun haben. Das hat sich spätestens im Jahr 2001 geändert, in dem die Weltgesundheitsorganisation (WHO) das so genannte biopsychosoziale Krankheitsmodell vorgestellt hat. Es beschreibt das Zusammenspiel von körperlichen, seelischen und sozialen Faktoren bei der Entstehung und beim Verlauf von chronischen Erkrankungen wie Diabetes mellitus.

Ungünstige Lebensverhältnisse begünstigen die Entstehung von Typ-2-Diabetes

In den letzten Jahren häufen sich die Forschungsergebnisse, die belegen, dass ungünstige Lebensbedingungen die Entstehung eines Typ-2-Diabetes begünstigen und zugleich für schlechtere Ergebnisse bei dessen Behandlung verantwortlich sind. Zu den problematischen Lebensverhältnissen zählen lange schwere Krankheit oder Tod des Lebenspartners oder von Kindern, chronische familiäre oder nachbarschaftliche Konflikte und der Verlust des vertrauten sozialen Umfelds, z.B. durch Umzug in eine andere Stadt. Gut belegt ist inzwischen auch, dass ungünstige Verhältnisse am Arbeitsplatz einen negativen Einfluss auf Vorgänge im menschlichen Körper haben können. Dazu zählen schlechte Arbeitsbedingungen, unangemessener Leistungsdruck, unsichere Beschäftigungsverhältnisse mit Sorge um Arbeitsplatz und Einkommen, Schichtarbeit bzw. sehr unregelmäßige Arbeitszeiten, chronische Konflikte mit Kollegen und Vorgesetzten, sowie langfristig fehlende Wertschätzung für die geleistete Arbeit. Alle diese Phänomene wirken als Stress auf den menschlichen Körper und führen zu zahlreichen ungünstigen Entwicklungen: Die Insulinwirkung verschlechtert sich (so genannte Insulinresistenz), die Blutzuckerwerte steigen, die Blutdruckwerte und die Herzfrequenz sind erhöht. Gleichzeitig werden ungesunde Verhaltensweisen begünstigt: Durch die Insulinresistenz steigt der Appetit, es wird mehr gegessen. Gleichzeitig reagieren zahlreiche Betroffene mit erhöhtem

Nikotin- und Alkoholkonsum auf den Stress. Insgesamt wird dadurch bei Menschen, die eine entsprechende erbliche Veranlagung besitzen, der Ausbruch eines Typ-2-Diabetes erheblich begünstigt und beschleunigt.

Chronische Belastung durch Stress verschlechtert die Behandlung

Schon länger bekannt ist, dass Lebensbedingungen, die zu chronischem Stress führen, den richtigen Umgang mit einer bereits bestehenden Diabetes-Erkrankung erschweren und die Behandlungsergebnisse verschlechtern. Es kommt unter anderem zu einem weiteren Gewichtsanstieg, konstant hohen oder stark schwankenden Blutzuckerwerten, unzuverlässiger Medikamenteneinnahme und Nachlässigkeit bei erforderlichen Arztbesuchen. Bei insulinbehandeltem Diabetes häufen sich Unterzuckerungen. Menschen mit chronischem Stress und Diabetes leiden darüber hinaus häufiger als andere unter Depressionen und Infektionskrankheiten, was einer guten Behandlung ebenfalls nicht zuträglich ist.

Auch bei Menschen mit Typ-1-Diabetes führen chronische Belastungen nicht selten zu erheblichen Problemen bei der Therapie, insbesondere durch stark schwankende Blutzuckerwerte und durch gehäufte Unterzuckerungen. Für die Entstehung eines Typ-1-Diabetes spielen nach heutigem Kenntnisstand soziale Faktoren allerdings keine Rolle.

Im bio-psycho-sozialen Krankheitsmodell werden auch die Auswirkungen einer lang andauernden chronischen Krankheit auf die Teilhabe an den verschiedenen Lebensbereichen beschrieben. Dazu zählen neben dem Beruf unter anderem Familie und Sexualität, Mobilität, Freizeit und Hobbys, Kommunikation und Lernen. Alle diese Felder können durch die Erkrankung und ihre Komplikationen sowie durch die Behandlung (z.B. gehäufte Hypoglykämien) beeinträchtigt werden.

Von entscheidender Bedeutung für betroffene Menschen ist, dass sie überhaupt wahrnehmen, dass belastende Lebensverhältnisse auf sie und ihren Körper einwirken. Welche Anzeichen es gibt und welche Möglichkeiten es zum Umgang mit Stressoren gibt, können Sie auf Seite 181 ff. nachlesen.

Veränderung von belastenden Lebensumständen hat positive Auswirkungen auf den Diabetes

Durch die Forschung im Zusammenhang mit dem bio-psycho-sozialen Krankheitsmodell ist den Fachleuten zunehmend klar geworden, dass zu einer besseren Behandlung nicht nur medizinische Maßnahmen (z.B. Medikamente, Schulung) gehören, sondern auch die Veränderung des Lebensumfelds. Bei massiven und sehr lang anhaltenden Belastungen mit deutlichen negativen Auswirkungen auf die gesundheitlichen Verhältnisse müssen gegebenenfalls auch weit reichende Veränderungen in Betracht gezogen werden. Selbst sehr einschneidende Entscheidungen wie Trennung oder Arbeitsplatzwechsel können am Ende zur Diskussion stehen. Dabei kann es wichtig und hilfreich sein, fachkundige und wohlmeinende Menschen und Institutionen in die Analyse und Lösung der Problematik einzubeziehen. Wer in Betracht kommt, hängt von der jeweiligen Situation ab. So können dies Freunde und Familienangehörige sein, aber auch professionelle Berater wie Ärzte, Psychologen oder Sozialarbeiter. In beruflichen Problemlagen können Betriebsarzt, Betriebsrat, Gewerkschaften, betrieblicher Sozialdienst, Arbeitsagentur, gegebenenfalls auch Kollegen und Vorgesetzte hilfreiche Gesprächspartner sein. Sehr wichtig ist es, gründlich zu prüfen, ob die geplanten Veränderungen die Belastungen auch wirklich nachhaltig verringern können. Weitreichende Entscheidungen sollte man nicht überstürzt treffen, sondern sie gründlich abwägen und diskutieren.

Wo immer möglich, sollten Betroffene sich außerdem bei Aktivitäten zur Verbesserung des Lebensumfelds engagieren. Dazu können Veränderungen im familiären Umfeld oder am Arbeitsplatz zählen, aber auch Maßnahmen zur Verringerung von Lärm oder anderen Umweltbelastungen.

6.
Sozialrechtliche Aspekte bei Diabetes

Wer chronisch krank, behindert oder von einer Behinderung bedroht ist, hat ein Recht auf Hilfe. Dazu existiert eine breite Palette unterschiedlicher Maßnahmen, unter anderem medizinische Leistungen, berufsfördernde Leistungen, Nachteilsausgleiche für schwerbehinderte Menschen.

Daneben gibt es zahlreiche Vorschriften in Bezug auf ergänzende und Unterhalt sichernde Leistungen (Befreiungsmöglichkeiten von der Zuzahlungspflicht, Haushaltshilfe, Krankengeld usw.). Dabei sind die zu erbringenden Voraussetzungen teilweise ausgesprochen kompliziert und unübersichtlich. Der nachfolgende Beitrag möchte einige Sozialleistungen im Überblick darstellen, und Ratgeber sowie Wegweiser sein, auch wenn die Amtssprache nicht gerade zu spannender Lektüre einlädt. Alle hier angegebenen Zahlen und Beträge entsprechen dem Stand von 2017.

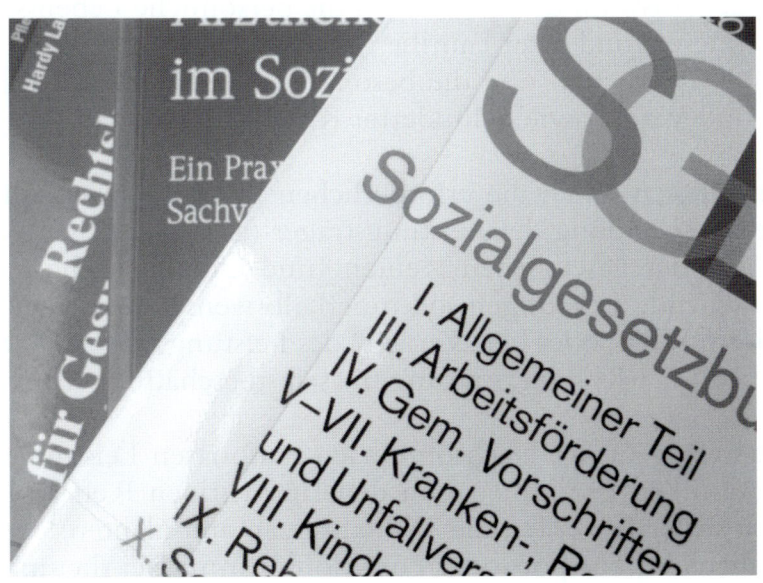

Medizinische Leistungen

Die medizinischen Leistungen zur Rehabilitation umfassen neben diagnostischen Maßnahmen und der Behandlung durch Ärzte die koordinierte Anwendung von Physiotherapie, Ernährungsberatung, Psychotherapie, Kunst- und Werktherapie, die Versorgung mit Arznei- und Verbandmitteln, Heil- und Hilfsmitteln, gegebenenfalls Belastungserprobung und Arbeitstherapie sowie soziale Beratung.

Grundsätzlich werden Maßnahmen nur noch für drei Wochen bewilligt, in begründeten Fällen kann eine längere Dauer vorgesehen sein oder über die vorgesehene Dauer hinaus verlängert werden. Für die Bewilligung sind allein gesundheitliche Gründe ausschlaggebend.

Die Leistungsberechtigten haben Wunsch- und Wahlrechte. So werden bei der Auswahl der Leistungen die persönliche Lebenssituation der Betroffenen und ihrer Familien, die religiösen und weltanschaulichen Besonderheiten und die besonderen Bedürfnisse behinderter Mütter und Väter sowie behinderter Kinder berücksichtigt.

Die Betroffenen sollen die erforderlichen Leistungen schnell erhalten, die Entscheidung der Leistungsträger (gesetzliche Krankenkassen, Träger der gesetzlichen Renten- und Unfallversicherung etc.) über zustehende Leistungen soll innerhalb weniger Wochen getroffen sein. Im Eilfall oder bei „Verzug" des Leistungsträgers besteht die Möglichkeit der Kostenerstattung für selbstbeschaffte Leistungen.

Auch dem Aspekt der Nachsorge nach stationären Leistungen wird Aufmerksamkeit gewidmet. Um den langfristigen Rehabilitationserfolg zu sichern, werden die Teilnahme an ambulanten Herzgruppen, Rehabilitationssport oder Funktionstraining bei rheumatischen Erkrankungen oder indikationsspezifische Rehabilitationsnachsorgeprogramme und Selbsthilfegruppen zur Sicherung der Suchtmittelabstinenz gefördert.

Maßnahmen der medizinischen Vorsorge oder Rehabilitation dürfen nicht auf den Urlaub angerechnet werden.

Eine Schonungszeit nach der Entlassung kann nicht mehr bewilligt werden. Um dem Arbeitnehmer gleichwohl noch für einen gewissen Zeitraum die Möglichkeit zur Erholung einzuräumen, wird der Arbeitgeber im Bundesurlaubsgesetz verpflichtet, dem Arbeitnehmer auf dessen Verlangen im unmittelbaren Anschluss an eine Rehabilitation Urlaub zu gewähren.

Wiederholungen sind erst nach Ablauf von vier Jahren möglich. Ausnahme: Wenn aus gesundheitlichen Gründen dringend erforderlich, können auch vor Ablauf der Vierjahresfrist weitere Maßnahmen bewilligt werden.

Mit dem „Flexirentengesetz" ist die Bedeutung von Leistungen der Rehabilitation gestärkt worden. Nach der bisherigen gesetzlichen Formulierung stand die Erbringung von Rehaleistungen im Ermessen der Rentenversicherungsträger. Nunmehr werden sie eine Pflichtleistung (sofern die versicherungsrechtlichen und persönlichen Voraussetzungen erfüllt sind und keine Ausschlussgründe vorliegen).

Die Rentenversicherungsträger können auch Leistungen zur Prävention erbringen für Versicherte, die erste gesundheitliche Beeinträchtigungen aufweisen, die noch keinen Krankheitswert haben. Ziel ist es, Beeinträchtigungen so früh wie möglich entgegenzuwirken.

Sie setzen sich aus einzelnen Modulen zusammen und werden in Kombination von ambulanten und stationären bzw. ganztägig ambulanten Anteilen erbracht. In Gruppen von bis zu 15 Teilnehmern sollen Informationen und Fähigkeiten zu den Themen Ernährung, Bewegung und Stressbewältigung vermittelt werden.

Zuzahlungs- und Härtefallregelungen

Gesetzliche Rentenversicherung

Versicherte, die von ihrem Rentenversicherungsträger eine stationäre medizinische Leistung zur Rehabilitation erhalten, müssen für jeden Tag 10,- Euro zuzahlen.

Die Zuzahlung ist für die Dauer der stationären Rehabilitationsleistung, längstens jedoch für 42 Tage im Jahr zu leisten. Der Aufnahme- und Entlassungstag zählen dabei als ein Tag. Erfolgt die stationäre Rehabilitation im unmittelbaren Anschluss an eine Krankenhausbehandlung (so genannte Anschlussrehabilitation), dann muss insgesamt nur für die Dauer von 14 Tagen zugezahlt werden.

Versicherte mit niedrigem Einkommen können unter bestimmten Umständen ganz oder teilweise von der Zuzahlungspflicht befreit werden.

Vollständige Befreiung von der Zuzahlungspflicht

Die Zuzahlung entfällt für Rehabilitanden, die bei Antragstellung das 18. Lebensjahr noch nicht vollendet haben. Auch bei Rehamaßnahmen von Kindern von Versicherten (möglich bei Erkrankungen, deren Folgeerscheinungen die spätere Erwerbsfähigkeit beeinträchtigen können) ist keine Zuzahlung zu leisten, und zwar selbst dann nicht, wenn das Kind bereits älter als 18 Jahre ist. Auch Bezieher von Sozialhilfeleistungen oder der Grundsicherung für Arbeitsuchende und Übergangsgeldbezieher müssen keine Zuzahlung leisten. Auf die Höhe dieser Leistungen kommt es dabei nicht an.

Rehabilitanden können sich von der Zuzahlung befreien lassen, wenn diese eine unzumutbare Belastung für sie darstellt. Dies ist nach den von der Selbstverwaltung der Rentenversicherung beschlossenen Richtlinien immer dann der Fall, wenn die monatlichen Nettoeinkünfte geringer als 1.191,– Euro sind.

214

Teilweise Befreiung von der Zuzahlungspflicht

Für Versicherte und Rentner, die mindestens ein Kind unter 18 Jahren haben oder aber pflegebedürftig sind, ergeben sich – je nach Höhe des Einkommens – die folgenden gestaffelten Beträge:

Tabelle 11: Höhe der Zuzahlung

Monatliches Nettoeinkommen	Tägliche Zuzahlung
unter 1.191 Euro	keine
ab 1.191 Euro	9,50 Euro
ab 1.200 Euro	10,00 Euro

Belastungsgrenze in der gesetzlichen Krankenversicherung

Versicherte müssen aufgrund gesetzlicher Regelungen Zuzahlungen leisten. Um finanzielle Überforderung zu vermeiden, jedoch nur bis zu einer bestimmten Belastungsgrenze. Deshalb sammeln Sie unbedingt Ihre ausgestellten Belege! Apotheken stellen Ihnen auf Wunsch auch eine Sammelbescheinigung zur Verfügung.

Wird die Belastungsgrenze bereits innerhalb des Kalenderjahres erreicht, erteilt die Krankenkasse eine Bescheinigung und für den Rest des Jahres sind keine Zuzahlungen mehr zu leisten. Sie beträgt für den Familienverbund zwei Prozent der jährlichen Bruttoeinnahmen zum Lebensunterhalt. Bei der Ermittlung der Belastungsgrenzen werden die Zuzahlungen und die Bruttoeinnahmen zum Lebensunterhalt der mit dem Versicherten im gemeinsamen Haushalt lebenden Angehörigen und des Lebenspartners zusammengerechnet. Zur Familie gehören der im gemeinsamen Haushalt mit dem Versicherten lebende Ehepartner und die Kinder, sofern sie familienversichert sind.

Vor der Ermittlung der Belastungsgrenze wird für jeden berücksichtigungsfähigen Angehörigen ein Kürzungsbetrag abgezogen:
• für die Partnerin oder den Partner 5.355,– Euro,
• für jedes im Haushalt lebende Kind 7.356,– Euro.

Sofern mindestens eine Person wegen derselben schwerwiegenden chronischen Erkrankung in Dauerbehandlung ist (so z.B. einem Diabetes), beträgt die Belastungsgrenze nur ein Prozent der jährlichen Bruttoeinnahmen. Diese Absenkung der Belastungsgrenze ist ab dem 1. Januar des Kalenderjahres vorzunehmen, in dem die Behandlung der chronischen Erkrankung ein Jahr andauert, und gilt längstens bis zum Ablauf des Antragsjahres.

Bei Beziehern von Arbeitslosengeld II oder Sozialhilfe wird für die gesamte Bedarfsgemeinschaft nur der Regelsatz für die Regelbedarfsstufe 1 (z.Z. 409 Euro) als Bruttoeinkommen gezählt. Die maximale Zuzahlung liegt im Jahre 2017 damit bei der Zwei-Prozent-Belastungsgrenze bei 98,16 Euro, bei der Ein-Prozent-Belastungsgrenze bei 49,08 Euro.

Für Zahnersatz gelten besondere Härtefallregelungen.

Richtlinie zur Definition der schwerwiegenden chronischen Krankheiten:

Eine Krankheit wird als schwerwiegend chronisch definiert, wenn sie wenigstens ein Jahr lang mindestens einmal pro Quartal ärztlich behandelt wurde und zusätzlich eines der folgenden Merkmale vorhanden ist:
- Pflegebedürftigkeit der Pflegestufe 2 oder 3,
- Grad der Behinderung/Minderung der Erwerbsfähigkeit von mindestens 60 v.H.,
- Erforderlichkeit einer kontinuierlichen medizinischen Versorgung, da sonst nach ärztlicher Einschätzung eine lebensbedrohliche Verschlimmerung der Krankheit, eine Verminderung der Lebenserwartung oder eine dauerhafte Beeinträchtigung der Lebensqualität zu erwarten ist.

Hilfen zum beruflichen Wiedereinstieg

Individueller Anspruch auf Beratung und Hilfestellung durch die Krankenversicherung

Krankheitsvorbeugung und Erhalt der Erwerbsfähigkeit haben im Sozialgesetzbuch einen hohen Stellenwert. Neu eingeführt wurde, dass Bezieher von Krankengeld Anspruch auf individuelle Beratung und Hilfestellung durch die Krankenkasse haben. Themen sollen die Hilfen, Leistungen und unterstützenden Angebote der Krankenkassen und anderer Sozialleistungsträger sein, die zur Wiederherstellung der Arbeitsfähigkeit erforderlich sein können (zu denen unter Umständen auch eine Konfliktberatung bei zwischenmenschlichen Problemen am Arbeitsplatz gehören kann). Die Hilfestellung durch die Krankenkasse kann unter Umständen helfen, den Arbeitsplatz zu erhalten. So können sich beispielsweise empfohlene Behandlungsmaßnahmen günstig auf die Fehlzeitenprognose auswirken, die vom Arbeitgeber vor einer Kündigung zu erstellen ist. Die Unterstützung bei der Suche nach geeigneten Leistungserbringern kann ebenfalls Teil der Leistung sein.

Die Inanspruchnahme des Angebots ist freiwillig und die Ablehnung zieht keine leistungsrechtlichen Konsequenzen nach sich.

Betriebliches Eingliederungsmanagement

Das Betriebliche Eingliederungsmanagement ist Ausdruck der Fürsorgepflicht des Arbeitgebers und bezeichnet sein Engagement für den Erhalt der Erwerbsfähigkeit seiner Beschäftigten. Unabhängig von der Größe des Betriebs muss er nach Möglichkeiten suchen, ob durch betriebliche Veränderungen die Arbeitsunfähigkeit eines Beschäftigten überwunden und wie erneuter Arbeitsunfähigkeit vorgebeugt werden kann.

217

Er soll tätig werden, sobald ein Arbeitnehmer innerhalb eines Jahres länger als sechs Wochen ununterbrochen oder wiederholt arbeitsunfähig ist und soll ihm ein Gespräch anbieten.

Das Betriebliche Eingliederungsmanagement ist nur möglich mit Zustimmung des Betroffenen. Er darf es ablehnen oder abbrechen. Doch Betroffene, die sich möglichen Hilfen verweigern, lassen Chancen ungenutzt.

Wenn der Mitarbeiter das Angebot annimmt, suchen Arbeitnehmer und Arbeitgeber gemeinsam nach Lösungen. Sofern vorhanden beteiligt der Arbeitgeber den Betriebs- bzw. Personalrat sowie bei schwerbehinderten Beschäftigten die Schwerbehindertenvertretung. Mitwirken können auch der betriebsärztliche Dienst, die Sicherheitsfachkraft und der betriebliche Sozialdienst. Ebenso können z.B. Mitarbeiter der Rehabilitationsträger, des Integrationsamtes oder der Integrationsfachdienste hinzugezogen werden. Unterstützung bietet auch die gesetzliche Krankenversicherung an. Voraussetzung für den Erfolg ist die Bereitschaft zu einvernehmlichen Lösungen auf allen Seiten.

Als Lösungen sind verschiedene Maßnahmen denkbar, z.B.
* eine stationäre Rehabilitationsmaßnahme,
* die Nutzung begleitender Dienste und Einrichtungen,
* ein Umbau des Arbeitsplatzes nach ergonomischen Kriterien,
* technische Arbeitshilfen,
* eine Reduzierung der Arbeitszeit,
* die Versetzung in einen anderen Bereich.

Stufenweise Wiedereingliederung

Zur Rückkehr an den früheren Arbeitsplatz nach lang dauernder Arbeitsunfähigkeit gibt es die Möglichkeit der schritt- und stufenweisen Wiedereingliederung. Dabei besteht – je nach organisatorischen Gegebenheiten des Arbeitgebers und der Belastbarkeit des Betroffenen – die Möglichkeit zur stundenweisen Arbeitswiederaufnahme, bis nach einigen Wochen oder Monaten die volle Arbeitsfähigkeit erreicht wird.

Dadurch soll erreicht werden, dass
- die endgültige Arbeitsfähigkeit früher erreicht wird (kein Abwarten, bis der Erwerbstätige der schlagartig eintretenden, arbeitsmäßigen und zeitlichen Belastung in vollem Umfang gewachsen ist),
- die so genannten missglückten Arbeitsversuche (= Rückfall in die Arbeitsunfähigkeit) weitgehend vermieden werden,
- der Arbeitsplatz letztendlich erhalten bleiben kann (kein Rentendenken, keine kostenintensive Umschulung),
- die Schwellenangst am ersten Arbeitstag vermindert wird.

Die stufenweise Wiedereingliederung in den Arbeitsprozess setzt voraus, dass alle Beteiligte (Versicherter, Arbeitgeber, Arzt sowie ggf. Betriebsarzt und/oder Medizinischer Dienst) zustimmen. Der Zeitraum und die tägliche Arbeitszeit werden individuell vereinbart und können bei Bedarf verändert und angepasst werden.

Während der Wiedereingliederungsmaßnahme bleibt der Betroffene arbeitsunfähig im Sinne der Krankenversicherung. Der Arbeitnehmer erhält in der Regel das Krankengeld weiter. Die Wiedereingliederungszeit wird jedoch auf die maximal mögliche Krankengeldbezugsdauer angerechnet.

Ist eine berufliche Wiedereingliederung im unmittelbaren Anschluss an eine medizinische Rehabilitationsleistung durch die gesetzliche Rentenversicherung notwendig, wird das während der Rehaleistung gezahlte Übergangsgeld weitergezahlt. Gewährt der Arbeitgeber für die Arbeitsleistung des Versicherten Arbeitsentgelt, so wird dieses auf die Lohnersatzleistung angerechnet.

7.
Leistungen
zur Teilhabe am Arbeitsleben

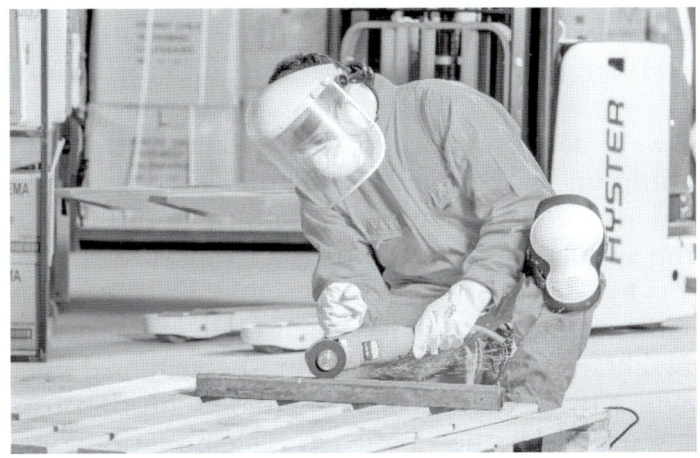

Nicht immer gelingt es, die Gesundheit vollständig wiederherzustellen. In solchen Fällen können weitergehende Hilfen zur beruflichen Rehabilitation erforderlich werden.

Die Leistungen umfassen ein breites Spektrum von Maßnahmen z.B.:

- Zuschüsse an Arbeitgeber für die Bereitstellung eines geeigneten Arbeitsplatzes oder für eine befristete Probebeschäftigung.
- Zuschüsse für Arbeitshilfen und Einrichtungen im Betrieb.
- Berufsvorbereitung (z.B. Vorförderungsprogramme zur Auffrischung schulischer Kenntnisse oder berufsspezifischen Grundwissens).
- berufliche Anpassung, Fortbildung, Anlernmaßnahmen, Umschulung auf einen neuen Beruf, Fernunterrichtsmaßnahmen, individuelle betriebliche Qualifizierung im Rahmen einer unterstützten Beschäftigung, Arbeitserprobungsmaßnahmen.
- Freie Unterkunft und Verpflegung am Ort der Ausbildung, z.B. wenn Unterbringung im Internat eines Berufsförderungswerkes notwendig ist.
- Kostenzuschuss zur Anschaffung eines behindertengerechten Pkws, falls wegen Art und Schwere der Behinderung für die Fahrt zwischen Wohnung und Arbeitsplatz die Benutzung eines eigenen Wagens erforderlich ist.
- Kostenbeteiligung beim Erwerb der Fahrerlaubnis.

- Arbeits- und Berufsförderung im Eingangsverfahren und im Arbeitstrainingsbereich einer anerkannten Werkstatt für Behinderte.
- Sonstige Hilfen (z.B. Trennungsbeihilfe, Überbrückungsbeihilfe).

Bei der Auswahl der berufsfördernden Maßnahmen müssen die Eignung, Neigung und bisherige Tätigkeit der Person genauso berücksichtigt werden wie die gesundheitliche Situation und die Lage und Entwicklung auf dem Arbeitsmarkt.

Die Maßnahmen können in Betrieben oder in speziellen Einrichtungen erbracht werden, die ausbildungsbegleitend Hilfestellungen anbieten, wie z.B. medizinische, psychologische und pädagogische Betreuung. Zu den überbetrieblichen Rehabilitationseinrichtungen gehören Berufsbildungswerke, Berufsförderungswerke und Werkstätten für Behinderte.

Schwerbehindertenausweis

Voraussetzungen, Verfahren, Bewertung

Zahlreiche Leistungen zum Ausgleich krankheits- und behinderungsbedingter Nachteile sind an die Anerkennung als schwerbehinderter Mensch gebunden. Jede Person mit nicht nur vorübergehenden Beeinträchtigungen kann beantragen, als schwerbehindert anerkannt zu werden. Dabei kommt es nicht auf die Ursache des Leidens an. Neben Nachteilsausgleichen sind mit einem Schwerbehindertenausweis jedoch auch Risiken verbunden. So könnte etwa ein Ausweis bei der Arbeitsplatzsuche als Handicap wirken, obwohl das „Allgemeine Gleichbehandlungsgesetz" eine Benachteiligung verbietet und bei Nichtbeachtung einen Entschädigungsanspruch vorsieht.

Die Zuständigkeit ist nicht bundeseinheitlich, sondern länderspezifisch geregelt. Der Antrag auf Feststellung einer Behinderung und Ausstellung eines Schwerbehindertenausweises ist beispielsweise in Nordrhein-Westfalen bei dem Kreis/der kreisfreien Stadt zu stellen, in welcher der Antragsteller seinen Wohnsitz hat. Um das Verfahren zu beschleunigen, können dem Antrag bereits Arztberichte beigefügt werden. Falls solche Unterlagen nicht beigefügt sind oder diese nicht ausreichen, werden sie angefordert. Antragsformulare und hilfreiche Informationen sind auch im Internet zu finden.

Der Grad der Behinderung (GdB) wird in einer nach Zehnergraden abgestuften Zahl von 10 bis 100 festgestellt. Um als schwerbehindert anerkannt zu werden, muss eine Beeinträchtigung von mindestens 50 gegenüber einem gleichaltrigen Gesunden vorliegen.

Der Schwerbehindertenausweis gilt in der Regel nur für einen befristeten Zeitraum und muss dann verlängert werden. Haben sich seit Erteilung des Bescheids die gesundheitlichen Verhältnisse wesentlich verändert, können die Feststellungen auf Antrag (oder auch von Amts wegen) geändert werden. Die Überprüfung kann auch zu einem niedrigeren Grad der Behinderung führen!

Tabelle 12:
Bewertung des Grades der Behinderung bei Diabetes mellitus

Diabetes mellitus	GdB
Therapie kann eine Hypoglykämie auslösen und Patient ist durch Einschnitte in der Lebensführung beeinträchtigt.	20
Therapie kann eine Hypoglykämie auslösen, Patient muss mindestens einmal täglich eine dokumentierte Überprüfung des Blutzuckers selbst durchführen und ist durch weitere Einschnitte in der Lebensführung beeinträchtigt.	30-40
Insulintherapie mit täglich mindestens vier Insulininjektionen muss durchgeführt werden, wobei die Insulindosis in Abhängigkeit vom aktuellen Blutzucker, der folgenden Mahlzeit und der körperlichen Belastung selbständig variiert werden muss. Der Patient ist durch erhebliche Einschnitte gravierend in der Lebensführung beeinträchtigt. Die Blutzuckerselbstmessungen und Insulindosen (beziehungsweise Insulingaben über die Insulinpumpe) müssen dokumentiert sein.	50
Außergewöhnlich schwer regulierbare Stoffwechsellagen können jeweils höhere Werte bedingen.	
Folgeerkrankungen sind zusätzlich zu bewerten.	

Nachteilsausgleiche im Arbeitsleben

Zwar haben auch Menschen mit Behinderung kein Recht auf Arbeit oder auf einen bestimmten Arbeitsplatz. Aber Arbeitgeber mit mindestens 20 Arbeitsplätzen haben eine Beschäftigungspflicht: Auf fünf Prozent der Arbeitsplätze sind Schwerbehinderte zu beschäftigen. Arbeitgeber, die die vorgeschriebene Zahl nicht erreichen, haben eine Ausgleichsabgabe zu zahlen.

Behinderte Menschen haben – im Rahmen der betrieblichen Möglichkeiten – auch einen Anspruch darauf, auf Arbeitsplätzen eingesetzt zu werden, die ihren Fähigkeiten und Möglichkeiten entsprechen. Daraus kann unter Umständen ein Anspruch auf Anpassung des Arbeitsplatzes, Versetzung oder Qualifizierung erwachsen. Arbeitgeber müssen prüfen, ob freie Arbeitsplätze mit Schwerbehinderten besetzt werden können.

Anerkannte Schwerbehinderte haben Anspruch auf Zusatzurlaub von einer Arbeitswoche. Sie sind auf Verlangen von Mehrarbeit freizustellen und haben einen Anspruch auf Teilzeitbeschäftigung, wenn diese wegen Art und Schwere der Behinderung erforderlich ist.

Bei schwerbehinderten Menschen mit einem besonderen Bedarf an arbeitsbegleitender Betreuung können zusätzlich Integrationsfachdienste beteiligt werden.

Repräsentant der schwerbehinderten Arbeitnehmer im Betrieb ist die Schwerbehindertenvertretung, die in Betrieben mit mindestens fünf dauerhaft beschäftigten Schwerbehinderten gewählt wird. Sie ist in allen Angelegenheiten, die schwerbehinderte Mitarbeitende betreffen, vom Arbeitgeber rechtzeitig und umfassend zu unterrichten und zu hören.

Schwerbehinderte Arbeitnehmer genießen gegenüber nichtbehinderten einen besonderen Kündigungsschutz:
- Ihnen kann nur mit Zustimmung des Integrationsamtes gekündigt werden.
- Der Kündigungsschutz erstreckt sich auf alle Kündigungsarten (ordentliche, außerordentliche, Änderungskündigung).
- Der Kündigungsschutz gilt auch bei Bewilligung einer Rente wegen Erwerbsminderung auf Zeit.

Aber:
- Die Schwerbehinderung muss zum Zeitpunkt der Kündigung nachgewiesen sein. Der besondere Kündigungsschutz gilt jedoch auch für Personen, deren Schwerbehinderung offensichtlich ist.
- Im laufenden Antragsverfahren gilt der Kündigungsschutz nur noch, wenn zum Zeitpunkt der Kündigung ein Verfahren anhängig ist, die jeweilige Bearbeitungsfrist (zwischen 3 bis 7 Wochen) bereits verstrichen ist und trotz Mitwirkung des Antragstellers noch keine Entscheidung getroffen wurde.
- Der besondere Kündigungsschutz setzt erst nach Ablauf von 6 Monaten Betriebszugehörigkeit ein.
- Er gilt auch nicht, sofern bei Kündigung des Arbeitsverhältnisses der Arbeitnehmer das 58. Lebensjahr vollendet und einen Anspruch auf Abfindung oder Ähnliches hat.

- Der Arbeitnehmer muss sich innerhalb eines Monats nach der Kündigung gegenüber dem Arbeitgeber auf den Schutz berufen.

Zudem gilt: Die Kündigung eines schwerbehinderten Menschen, die der Arbeitgeber ohne Beteiligung der Schwerbehindertenvertretung ausspricht, ist unwirksam.

Schwerbehinderte Arbeitnehmer sind indes nicht unkündbar! In vielen Fällen kann das Arbeitsverhältnis trotz Beteiligung des Integrationsamtes nicht aufrechterhalten werden.

Behinderte Menschen mit einem festgestellten GdB von weniger als 50, aber mindestens 30 können auf Antrag den schwerbehinderten Menschen gleichgestellt werden. Damit bekommen sie denselben Kündigungsschutz wie Personen mit einem GdB von 50 oder mehr, alle anderen Nachteilsausgleiche von Schwerbehinderten jedoch nicht. Voraussetzung ist, dass sie ohne die Gleichstellung einen geeigneten Arbeitsplatz nicht erlangen oder behalten können.

Gleichstellungen werden auf Antrag des Betroffenen von der Agentur für Arbeit ausgesprochen, die jedoch vorher den Arbeitgeber und die betrieblichen Interessenvertretungen anhört.

Weitere Nachteilsausgleiche für schwerbehinderte Menschen

- **Einkommens- und Lohnsteuer:**
  Freibeträge, unter Umständen auch unterhalb eines GdB von 50 (auch beim nicht behinderten Ehepartner eintragbar), Freibeträge für Kfz-Nutzung.

- **Vorgezogene Altersrente für schwerbehinderte Menschen.**

- **Wohnen:**
  Wohngeld: schwerbehinderte Menschen erhalten zusätzliche Einkommensfreibeträge. Erhöhung der Einkommensgrenze bei Wohnberechtigungsschein.

- **Auto und öffentliche Verkehrsmittel:**
  Ermäßigung/Befreiung von der Kfz-Steuer, Freifahrt im öffentlichen Personennahverkehr.

- **TV, Rundfunk und Telefon:**
  Befreiung von der Rundfunkbeitragspflicht/Ermäßigung des Rundfunkbeitrags, Gebührenermäßigung bei Telefon.

- **Eintrittsermäßigungen:**
  Schwerbehinderte Menschen zahlen bei Vorlage ihres Ausweises für den Besuch von Veranstaltungen und Einrichtungen vielfach ermäßigte Eintrittspreise.

Die einzelnen Nachteilsausgleiche setzen zum Teil einen GdB von mehr als 50 voraus oder sind abhängig von der Feststellung weiterer gesundheitlicher Merkmale, die die zuständige Behörde (z.B. Versorgungsamt) im Ausweis in Form von Merkzeichen einträgt:

G	erheblich beeinträchtigt in der Bewegungsfähigkeit im Straßenverkehr
AG	außergewöhnlich gehbehindert
H	hilflos
BL	blind
B	Berechtigung zur Mitnahme einer Begleitperson
RF	Ermäßigung des Rundfunkbeitrages
GL	Gehörlosigkeit

Unterhaltssichernde Leistungen

Lohnfortzahlung

Wenn ein Arbeitnehmer wegen Krankheit nicht arbeiten kann oder an einer Rehabilitationsmaßnahme teilnimmt, zahlt ihm sein Arbeitgeber für längstens sechs Wochen das Entgelt weiter. Dies gilt unabhängig vom zeitlichen Umfang der Beschäftigung. Auch Teilzeit- und geringfügig Beschäftigte haben einen gesetzlich festgelegten Anspruch. Der Anspruch entsteht jedoch erst nach vierwöchiger ununterbrochener Dauer des Arbeitsverhältnisses.

Ist der Arbeitnehmer wegen derselben Erkrankung wiederholt arbeitsunfähig, hat er einen weiteren sechswöchigen Anspruch auf Fortzahlung des Entgelts, wenn
• der Erkrankte zwischen den beiden Zeiten der Arbeitsunfähigkeit mindestens sechs Monate nicht infolge derselben Krankheit arbeitsunfähig gewesen ist;
• seit Beginn (nicht Ende) der ersten Arbeitsunfähigkeit infolge derselben Krankheit eine Frist von zwölf Monaten abgelaufen ist und die zweite Phase der Erkrankung erst danach einsetzt.

Beispiel: Der Arbeitnehmer erkrankt am 1. 1. bis zum 30. 11., dann wieder am 15. 1. des Folgejahres. Es entsteht ein neuer Anspruch auf Entgeltfortzahlung für sechs Wochen.

Der Arbeitnehmer hat auch Anspruch auf Entgeltfortzahlung, wenn eine stationäre Maßnahme der Vorsorge und Rehabilitation durch einen Sozialversicherungsträger erbracht wird.

Krankengeld

Anspruchsvoraussetzungen

Mitglieder der gesetzlichen Krankenversicherung erhalten Krankengeld, wenn sie durch eine Krankheit arbeitsunfähig geworden sind.

Das gilt auch für Versicherte, die im Krankenhaus oder einer Vorsorge- oder Rehabilitationseinrichtung behandelt werden.

Maßstab für die Beurteilung der Arbeitsunfähigkeit ist die letzte versicherte Beschäftigung vor Eintritt der Arbeitsunfähigkeit. Dieses gilt auch, wenn der Arbeitgeber während der Arbeitsunfähigkeit kündigt. Die letzte versicherte Beschäftigung verliert jedoch ihre Bedeutung, wenn die Krankheit während einer Arbeitslosigkeit eintritt (und Bezug von Arbeitslosengeld oder Arbeitslosengeld II).

Wird durch ein ärztliches Gutachten festgestellt, dass die Erwerbsfähigkeit des Mitglieds gefährdet oder gemindert ist, kann die Krankenkasse vom Versicherten Rehabilitationsmaßnahmen verlangen. Erfüllt er seine Mitwirkungspflichten nicht, entfällt sein Anspruch auf Krankengeld.

Der Antrag auf Rehabilitation wird von der Rentenversicherung als Rentenantrag gewertet, wenn eine erfolgreiche Rehabilitation nicht zu erwarten ist oder nicht erreicht wurde und eine Erwerbsminderung festgestellt wird.

Höhe

Das Krankengeld beträgt 70 Prozent des beitragspflichtigen Arbeitsentgelts. Das aus dem Arbeitsentgelt berechnete Krankengeld darf jedoch 90 Prozent des Nettoarbeitsentgelts nicht übersteigen.

Davon sind jedoch noch die anteiligen Beiträge abzuziehen für Renten-, Arbeitslosen- und Pflegeversicherung (ca. 12%).

Ein Beispiel für die Berechnung von Krankengeld/Arbeitnehmer mit festem Gehalt:

Bruttogehalt vor Beginn der Arbeitsunfähigkeit: 2.700 Euro
Nettogehalt: 1.800 Euro

Bruttoberechnung
Tägliches Regelentgelt (2.700 : 30 Kalendertage):   90,00 Euro
70% des Regelentgelts: 63,00 Euro

Nettoberechnung
Tägliches Nettoentgelt (1.800 : 30 Kalendertage):   60,00 Euro
90% des Nettoentgelts: 54,00 Euro

Täglicher Auszahlbetrag
(54 Euro abzügl. Sozialversicherungsbeiträge):   47,45 Euro

Sind bei der Krankengeldzahlung Einmalzahlungen („Weihnachtsgeld") zu berücksichtigen, darf nach deren Hinzurechnung das Krankengeld das Nettoentgelt nicht überschreiten.

Versicherte, die Leistungen von der Agentur für Arbeit beziehen, bekommen als Krankengeld den Betrag, den sie zuletzt bezogen haben.

Bei Krankengeld in Höhe des Arbeitslosengeldes werden die Beiträge von der Krankenkasse allein bezahlt.

Dauer

Bei Arbeitsunfähigkeit wird Krankengeld wegen der gleichen Krankheit für längstens 78 Wochen innerhalb von je drei Jahren gezahlt – gerechnet vom Tage des Beginns der Arbeitsunfähigkeit an. Wenn während der Arbeitsunfähigkeit eine weitere Krankheit hinzukommt, verlängert sich dadurch nicht die Dauer der Krankengeldzahlung.

Das Krankengeld ruht, wenn z.B. während der Arbeitsunfähigkeit beitragspflichtiges Arbeitsentgelt oder -einkommen bezogen wird oder von anderer Seite Entgeltersatzleistungen (z.B. Übergangsgeld während eines stationären Heilverfahrens) gezahlt werden. Zeiten, in denen der Anspruch auf Krankengeld ruht oder für die das Krankengeld versagt wird, werden jedoch wie Zeiten des Bezugs von Krankengeld gerechnet.

Übergangsgeld

Gewährt der Rentenversicherungsträger stationäre oder berufsqualifizierende Rehabilitationsmaßnahmen, besteht gegebenenfalls Anspruch auf Übergangsgeld. Es wird bei Ausfall des Arbeitseinkommens bewilligt oder wenn unmittelbar vorher Lohnersatzleistungen wie Krankengeld oder Arbeitslosengeld gezahlt wurden.

Übergangsgeld beträgt für Versicherte ohne Kinder 68 Prozent des letzten Nettoverdienstes, es beträgt 75 Prozent bei Vorhandensein eines Kindes mit Kindergeldanspruch. Dies gilt jedoch nicht für selbständig Tätige bzw. freiwillig Versicherte.

Versicherte, die unmittelbar vor Beginn der Rehabilitation Arbeitslosengeld bezogen haben, erhalten Übergangsgeld in Höhe der Leistungen der Agentur für Arbeit. Bezieher von Arbeitslosengeld II erhalten ihre Leistungen weiter.

Arbeitslosengeld

Arbeitslosengeld erhält, wer arbeitslos ist, sich persönlich arbeitslos gemeldet hat und die Anwartschaftszeit erfüllt hat. Arbeitslosigkeit setzt voraus, dass der Betreffende sich selbst um Arbeit bemüht und sich den Vermittlungsbemühungen der Agentur für Arbeit zur Verfügung stellt.

Die Anwartschaftszeit hat erfüllt, wer innerhalb der letzten zwei Jahre vor der Arbeitslosmeldung mindestens zwölf Monate aufgrund einer Beschäftigung oder aus sonstigen Gründen (z.B. Bezug von Krankengeld) versicherungspflichtig bei der Bundesagentur für Arbeit war.

Anspruch auf Arbeitslosengeld hat unter bestimmten Voraussetzungen auch derjenige, dessen Anspruch auf Krankengeld ausgeschöpft ist. Die Zahlung von Arbeitslosengeld wird auch nicht dadurch ausgeschlossen, dass ein Arbeitsverhältnis formal noch besteht. Wichtig ist lediglich, dass die tatsächliche Beschäftigung beendet worden ist.

Die Auszahlung des Arbeitslosengeldes hängt dann oftmals davon ab, dass der Arbeitslose sich verpflichtet, einen Antrag auf Reha-Maßnahmen oder einen Rentenantrag zu stellen.

Die Höhe des Arbeitslosengeldes richtet sich grundsätzlich nach dem versicherungspflichtigen Entgelt, das der Arbeitslose im Durchschnitt der letzten 52 Wochen wöchentlich erhalten hat. Von einem pauschal ermittelten Nettoentgelt erhält ein Arbeitsloser, der mindestens ein Kind im Sinne des Steuerrechts hat, als Arbeitslosengeld 67 Prozent, die übrigen Arbeitslosen 60 Prozent.

Die Dauer des Anspruchs auf Arbeitslosengeld richtet sich nach der Dauer der Versicherungszeiten innerhalb der letzten sieben Jahre vor der Arbeitslosmeldung und dem Lebensalter des Betroffenen.

Tabelle 13: Dauer des Arbeitslosengeldes

Die Dauer des Arbeitslosengeldes beträgt:

nach Versicherungspflichtverhältnissen mit einer Dauer von insgesamt mindestens __ Monaten	und nach Vollendung des __. Lebensjahres	__ Monate
12		6
16		8
20		10
24		12
30	50	15
36	55	18
48	58	24

Rente wegen teilweiser oder voller Erwerbsminderung

Die Erwerbsminderungsrenten (sog. EU-Rente) erhält, wer
• die allgemeine Wartezeit (Mindestversicherungszeit) von fünf Jahren erfüllt hat,
• in den letzten fünf Jahren vor Eintritt der Erwerbsminderung drei Jahre mit Pflichtbeitragszeiten belegt hat und
• vermindert erwerbsfähig ist.

(Bei Berufsanfängern sowie Versicherten, die bereits vor 1984 die allgemeine Wartezeit erfüllt hatten, gelten andere Regelungen).

Auf das Lebensalter kommt es nicht an. Für die Rente spielt es auch keine Rolle, welchen Beruf man ausgeübt hat. Entscheidend ist allein die zeitliche Einsatzfähigkeit auf dem allgemeinen Arbeitsmarkt, d.h. es müssen sämtliche Beschäftigungsmöglichkeiten berücksichtigt werden.

Ein Versicherter erhält bei einem täglichen Leistungsvermögen von
• unter drei Stunden die volle Erwerbsminderungsrente,
• bis sechs Stunden die halbe Erwerbsminderungsrente,
• mehr als sechs Stunden keine Rente.

Versicherte, die noch mindestens drei, aber nicht mehr als sechs Stunden arbeiten können, wegen Arbeitslosigkeit jedoch nichts hinzuverdienen können, erhalten indes eine volle Rente.

Aus Gründen des Vertrauensschutzes erhalten Versicherte, die vor dem 2. 1. 1961 geboren sind und berufsunfähig sind, weiterhin eine Rente wegen teilweiser Erwerbsminderung bei Berufsunfähigkeit. Berufsunfähig ist, wer aus gesundheitlichen Gründen in seinem oder einem anderen zumutbaren Beruf nur noch weniger als 6 Stunden täglich arbeiten kann.

Die Anerkennung als Schwerbehinderter sagt über das Vorliegen einer Erwerbsminderung in der Rentenversicherung nichts aus.

Die Renten wegen verminderter Erwerbsfähigkeit werden nur auf Antrag gezahlt. Vor Bewilligung einer Rente hat der Rentenversicherungsträger zu prüfen, ob die Erwerbsminderung durch Rehabilitationsmaßnahmen abgewendet werden kann.

Erwerbsminderungsrenten werden grundsätzlich nur für einen befristeten Zeitraum bewilligt. Es sei denn, es ist unwahrscheinlich, dass die Erwerbsminderung behoben werden kann. Hiervon ist nach einer Gesamtdauer von neun Jahren auszugehen.

Die Renten wegen verminderter Erwerbsfähigkeit werden wie vorzeitige Altersrenten behandelt. Für jeden Monat, den die Rente vor der maßgeblichen Altersgrenze in Anspruch genommen wird, ist ein Abschlag hinzunehmen, der jedoch höchstens 10,8 Prozent beträgt. Es ist daher in jedem Fall dringend zu empfehlen, Rücksprache mit dem zuständigen Rentenversicherungsträger zu halten, einen aktuellen Versicherungsverlauf anzufordern und eine Rentenauskunft einzuholen.

Es gelten bestimmte Hinzuverdienstgrenzen.

Altersrente für schwerbehinderte Menschen

Man hat als schwerbehinderter Mensch Anspruch auf Altersrente, wenn man
- bei Beginn der Altersrente als schwerbehindert anerkannt ist,
- die Mindestversicherungszeit (Wartezeit) von 35 Jahren erfüllt hat,
- bei Geburtsjahrgängen vor 1952 das 63. Lebensjahr (abschlagsfrei) bzw. das 60. Lebensjahr (mit Abschlägen) vollendet hat,
- bei Geburtsjahrgängen bis 1963 stufenweise Anhebung der Altersgrenze auf das 65. Lebensjahr (abschlagsfrei) bzw. 62. Lebensjahr (mit Abschlägen).

Für jeden Monat des vorzeitigen Rentenbeginns muss eine Rentenminderung in Höhe von 0,3 Prozent in Kauf genommen werden, maximal 10,8 Prozent.

Tabelle 14:
Anhebung der Altersgrenze

Geburtsjahr	Verlängerung der Lebensarbeitszeit um __ Monate	Künftiger normaler Rentenbeginn		Frühester vorzeitiger Rentenbeginn mit Abschlag (10,8%)	
		Jahr	Monat	Jahr	Monat
01.1952	1	63	1	60	1
02.1952	2	63	2	60	2
03.1952	3	63	3	60	3
04.1952	4	63	4	60	4
05.1952	5	63	5	60	5
06.-12.1952	6	63	6	60	6
1953	7	63	7	60	7
1954	8	63	8	60	8
1955	9	63	9	60	9
1956	10	63	10	60	10
1957	11	63	11	60	11
1958	12	64	0	61	0
1959	14	64	2	61	2
1960	16	64	4	61	4
1961	18	64	6	61	6
1962	20	64	8	61	8
1963	22	64	10	61	10
1964	24	65	0	62	0

Bestimmte Personengruppen sind im Rahmen von Vertrauensschutz-regelungen nicht von der Anhebung der Altersgrenzen betroffen.

Tabelle 15:
Vertrauensschutzregelung

Sachverhalt	Anspruch ohne Abschlag ab Alter		Frühester Anspruch mit 10,8% Abschlag ab Alter	
	Jahr	Monat	Jahr	Monat
vor 1952 geboren	63	0	60	0
Vor dem 1. 1. 1955 geboren und am 1. 1. 2007 schwerbehindert und vor dem 1. 1. 2007 Altersteilzeitarbeit vereinbart	63	0	60	0

Haushaltshilfe

Sozialversicherte Personen erhalten Haushaltshilfe, wenn sie wegen Krankenhausbehandlung, ambulanter oder stationärer Vorsorgemaßnahmen, Müttergenesungskur, häuslicher Krankenpflege oder medizinischer Rehabilitationsmaßnahmen ihren Haushalt vorübergehend nicht selbst weiterführen können. Voraussetzung ist, dass neben einem im Haushalt lebenden Kind (Altersgrenze 12. Lebensjahr) keine weitere Person die entsprechenden Aufgaben übernehmen kann.

Darüber hinaus ist auch dann eine Haushaltshilfe möglich, wenn die Weiterführung des Haushalts wegen schwerer Krankheit oder wegen einer akuten Verschlimmerung einer Krankheit, insbesondere nach einem Krankenhausaufenthalt, nach einer ambulanten Operation oder nach einer ambulanten Krankenhausbehandlung nicht möglich ist. Der Anspruch besteht längstens für die Dauer von vier Wochen. Ein im Haushalt lebendes Kind ist nicht erforderlich.

Haushaltshilfe wird als Sachleistung gewährt. Das bedeutet, die Leistungen werden von Personen erbracht, die Vertragspartner der Kostenträger sind (z.B. Träger der freien Wohlfahrtspflege, private Unternehmen oder Sozialstationen).

Kann der Kostenträger keine Ersatzkraft stellen, ist der Versicherte berechtigt, sich selbst eine Ersatzkraft zu beschaffen. Die Kosten für die selbstbeschaffte Haushaltshilfe werden dann in angemessener Höhe erstattet.

Entstehen verwandten oder verschwägerten Haushaltshilfen bis zum zweiten Grad (wie z.B. Eltern, Kinder, Großeltern, Enkelkinder, Geschwister, Stiefeltern, Stiefkindern, Schwiegereltern, Schwager/Schwägerin) Verdienstausfälle und Fahrtkosten oder nimmt eine im Haushalt lebende Person unbezahlten Urlaub, um den Haushalt zu führen, kann der Verdienstausfall ebenfalls bis zu einem bestimmten Höchstbetrag erstattet werden.

Häusliche Krankenpflege

Neben der ärztlichen Behandlung besteht auch Anspruch auf häusliche Krankenpflege. Dazu haben die Krankenkassen Verträge mit Sozialstationen und anderen ambulanten Pflegediensten abgeschlossen.

Die häusliche Krankenpflege kann die erforderliche Grund- und Behandlungspflege sowie die hauswirtschaftliche Versorgung umfassen. Zur Behandlungspflege gehören ausschließlich medizinische Hilfeleistungen, wie z.B. Verbandwechsel, Injektionen und Spülungen. Zur Grundpflege zählen etwa Vorsorgebehandlungen gegen Wundliegen, Körperpflege und Hilfe bei der Nahrungsaufnahme. Die hauswirtschaftliche Versorgung umfasst hauswirtschaftliche Arbeiten, soweit sie der Versorgung des Versicherten dienen, z.B. Zubereitung von Mahlzeiten. Bei alleiniger hauswirtschaftlicher Versorgung besteht kein Anspruch auf häusliche Krankenpflege.

Blindenhilfe, Blindengeld, Hilfe für Menschen mit hochgradiger Sehbehinderung

Das System der gesetzlichen Regelungen ist nicht bundeseinheitlich, lediglich für den Bereich der Sozialhilfe gibt es bundesweit geltende Bestimmungen. Die Blindenhilfe nach Sozialhilferecht beträgt zurzeit 694,68 Euro. Dort gelten allerdings die allgemeinen Einkommens- und Vermögensgrenzen, d.h. die Blindenhilfe wird nur nach einer Bedürftigkeitsprüfung gewährt.

Vorrangig gegenüber der Sozialhilfe sind mögliche Ansprüche nach den entsprechenden landesrechtlichen Regelungen in den jeweiligen Blindengesetzen der Bundesländer. Diese Leistungen sind einkommens- und vermögensunabhängig. Sie variieren in ihren Anspruchsvoraussetzungen, ihrer Höhe, ihren Abstufungen, Anpassungs- und Anrechnungsvorschriften von Land zu Land. In Nordrhein-Westfalen beträgt das Blindengeld bis zur Vollendung des 18. Lebensjahres zurzeit 347,94 Euro, vom 18. bis zur Vollendung des 60. Lebensjahres 694,68 Euro, nach Vollendung des 60. Lebensjahres 473 Euro, in Niedersachen 375 Euro für Blinde jeden Alters (außerhalb von

Einrichtungen). Entsprechend unterschiedlich sind auch die Zuständigkeiten geregelt.

Die Leistungen werden nur auf Antrag und nur vom Antragsmonat an und nicht rückwirkend gewährt. Die Voraussetzungen sind durch eine augenärztliche Bescheinigung oder durch Vorlage eines entsprechenden Schwerbehindertenausweises nachzuweisen.

Wer Blindengeld nach den landesrechtlichen Regelungen erhält, kann daneben Blindenhilfe im Rahmen der Sozialhilfe erhalten, wenn die entsprechenden Einkommens- und Vermögengrenzen nicht überschritten sind.

In einigen Bundesländern wird eine gegenüber dem Blindengeld geringere Leistung für hochgradig sehbehinderte Menschen gewährt (z.B. Berlin, Hessen, Nordrhein-Westfalen).

Auskünfte erteilen neben den zuständigen Stellen insbesondere die Blinden- und Sehbehindertenverbände (z.B. Deutscher Blinden- und Sehbehindertenverband).

Ansprechpartner

Auskünfte erteilen die Leistungsträger (unter anderem Kranken-kassen, Rentenversicherungsträger, Versorgungsamt, Agentur für Arbeit). Falls Unsicherheiten bestehen, wer zuständig ist, kann man sich an jeden beliebigen Träger wenden, da er zu allgemeinen Aus-künften sowie zur Entgegennahme eines Antrags verpflichtet ist. Bei Nichtzuständigkeit hat er den Antrag an die zuständige Stelle wei-terzuleiten. Die Rehabilitationsträger haben zudem wohnortnah auf Stadt- und Kreisebene gemeinsame Servicestellen für rehabilitati-onsbedürftige behinderte Menschen eingerichtet (www.reha-service stellen.de). Dort beraten sie trägerübergreifend.

8.
Anhang

8.
Anhang

ESS-(Epworth Sleepiness Scale)-Diagnosefragebogen

Situation	Wahrscheinlichkeit einzunicken (bitte entsprechende Zahl ankreuzen)			
	niemals		regelmäßig	
Im Sitzen lesen	⓪	①	②	③
Beim Fernsehen	⓪	①	②	③
Wenn Sie passiv (als Zuhörer) in der Öffentlichkeit sitzen (z.B. im Theater oder bei einem Vortrag)	⓪	①	②	③
Als Beifahrer im Auto während einer einstündigen Fahrt	⓪	①	②	③
Wenn Sie sich am Nachmittag hinlegen, um auszuruhen	⓪	①	②	③
Wenn Sie sitzen und sich mit jemanden unterhalten	⓪	①	②	③
Wenn Sie nach dem Mittagesen (ohne Alkohol) ruhig dasitzen	⓪	①	②	③
Wenn Sie als Fahrer eines Autos verkehrsbedingt eine Minute anhalten müssen	⓪	①	②	③
Gesamtsumme der Punkte				

Wenn die Gesamtsumme Ihrer Antworten mehr als 10 Punkte ergibt, besteht ein erhöhtes Risiko für ein Schlaf-Apnoe-Syndrom. Sie sollten umgehend mit Ihrem Arzt darüber sprechen.

Tabelle zur Bestimmung des Body-Mass-Index BMI

Körpergröße [cm]

Körpergewicht [kg]

kg \ cm	160	162	164	166	168	170	172	174	176	178	180	182	184	186	188	190
150	58,6	57,2	55,8	54,4	53,1	51,9	50,7	49,5	48,4	47,3	46,3	45,3	44,3	43,4	42,4	41,6
148	57,8	56,4	55,0	53,7	52,4	51,2	50,0	48,9	47,8	46,7	45,7	44,7	43,7	42,8	41,9	41,0
146	57,0	55,6	54,3	53,0	51,7	50,5	49,4	48,2	47,1	46,1	45,1	44,1	43,1	42,2	41,3	40,4
144	56,3	54,9	53,5	52,3	51,0	49,8	48,7	47,6	46,5	45,4	44,4	43,5	42,5	41,6	40,7	39,9
142	55,5	54,1	52,8	51,5	50,3	49,1	48,0	46,9	45,8	44,8	43,8	42,9	41,9	41,0	40,2	39,3
140	54,7	53,3	52,1	50,8	49,6	48,4	47,3	46,2	45,2	44,2	43,2	42,3	41,4	40,5	39,6	38,8
138	53,9	52,6	51,3	50,1	48,9	47,8	46,6	45,6	44,6	43,6	42,6	41,7	40,8	39,9	39,0	38,2
136	53,1	51,8	50,6	49,4	48,2	47,1	46,0	44,9	43,9	42,9	42,0	41,1	40,2	39,3	38,5	37,7
134	52,3	51,1	49,8	48,6	47,5	46,4	45,3	44,3	43,3	42,3	41,4	40,5	39,6	38,7	37,9	37,1
132	51,6	50,3	49,1	47,9	46,8	45,7	44,6	43,6	42,6	41,7	40,7	39,9	39,0	38,2	37,3	36,6
130	50,8	49,5	48,3	47,2	46,1	45,0	43,9	42,9	42,0	41,0	40,1	39,2	38,4	37,6	36,8	36,0
128	50,0	48,8	47,6	46,5	45,4	44,3	43,3	42,3	41,3	40,4	39,5	38,6	37,8	37,0	36,2	35,5
126	49,2	48,0	46,8	45,7	44,6	43,6	42,6	41,6	40,7	39,8	38,9	38,0	37,2	36,4	35,6	34,9
124	48,4	47,2	46,1	45,0	43,9	42,9	41,9	41,0	40,0	39,1	38,3	37,4	36,6	35,8	35,1	34,3
122	47,7	46,5	45,4	44,3	43,2	42,2	41,2	40,3	39,4	38,5	37,7	36,8	36,0	35,3	34,5	33,8
120	46,9	45,7	44,6	43,5	42,5	41,5	40,6	39,6	38,7	37,9	37,0	36,2	35,4	34,7	34,0	33,2
118	46,1	45,0	43,9	42,8	41,8	40,8	39,9	39,0	38,1	37,2	36,4	35,6	34,9	34,1	33,4	32,7
116	45,3	44,2	43,1	42,1	41,1	40,1	39,2	38,3	37,4	36,6	35,8	35,0	34,3	33,5	32,8	32,1
114	44,5	43,4	42,4	41,4	40,4	39,4	38,5	37,7	36,8	36,0	35,2	34,4	33,7	33,0	32,3	31,6
112	43,8	42,7	41,6	40,6	39,7	38,8	37,9	37,0	36,2	35,3	34,6	33,8	33,1	32,4	31,7	31,0
110	43,0	41,9	40,9	39,9	39,0	38,1	37,2	36,3	35,5	34,7	34,0	33,2	32,5	31,8	31,1	30,5
108	42,2	41,2	40,2	39,2	38,3	37,4	36,5	35,7	34,9	34,1	33,3	32,6	31,9	31,2	30,6	29,9
106	41,4	40,4	39,4	38,5	37,6	36,7	35,8	35,0	34,2	33,5	32,7	32,0	31,3	30,6	30,0	29,4
104	40,6	39,6	38,7	37,7	36,8	36,0	35,2	34,4	33,6	32,8	32,1	31,4	30,7	30,1	29,4	28,8
102	39,8	38,9	37,9	37,0	36,1	35,3	34,5	33,7	32,9	32,2	31,5	30,8	30,1	29,5	28,9	28,3
100	39,1	38,1	37,2	36,3	35,4	34,6	33,8	33,0	32,3	31,6	30,9	30,2	29,5	28,9	28,3	27,7
98	38,3	37,3	36,4	35,6	34,7	33,9	33,1	32,4	31,6	30,9	30,2	29,6	28,9	28,3	27,7	27,1
96	37,5	36,6	35,7	34,8	34,0	33,2	32,4	31,7	31,0	30,3	29,6	29,0	28,4	27,7	27,2	26,6
94	36,7	35,8	34,9	34,1	33,3	32,5	31,8	31,0	30,3	29,7	29,0	28,4	27,8	27,2	26,6	26,0
92	35,9	35,1	34,2	33,4	32,6	31,8	31,1	30,4	29,7	29,0	28,4	27,8	27,2	26,6	26,0	25,5
90	35,2	34,3	33,5	32,7	31,9	31,1	30,4	29,7	29,1	28,4	27,8	27,2	26,6	26,0	25,5	24,9
88	34,4	33,5	32,7	31,9	31,2	30,4	29,7	29,1	28,4	27,8	27,2	26,6	26,0	25,4	24,9	24,4
86	33,6	32,8	32,0	31,2	30,5	29,8	29,1	28,4	27,8	27,1	26,5	26,0	25,4	24,9	24,3	23,8
84	32,8	32,0	31,2	30,5	29,8	29,1	28,4	27,7	27,1	26,5	25,9	25,4	24,8	24,3	23,8	23,3
82	32,0	31,2	30,5	29,8	29,1	28,4	27,7	27,1	26,5	25,9	25,3	24,8	24,2	23,7	23,2	22,7
80	31,3	30,5	29,7	29,0	28,3	27,7	27,0	26,4	25,8	25,2	24,7	24,2	23,6	23,1	22,6	22,2
78	30,5	29,7	29,0	28,3	27,6	27,0	26,4	25,8	25,2	24,6	24,1	23,5	23,0	22,5	22,1	21,6
76	29,7	29,0	28,3	27,6	26,9	26,3	25,7	25,1	24,5	24,0	23,5	22,9	22,4	22,0	21,5	21,1
74	28,9	28,2	27,5	26,9	26,2	25,6	25,0	24,4	23,9	23,4	22,8	22,3	21,9	21,4	20,9	20,5
72	28,1	27,4	26,8	26,1	25,5	24,9	24,3	23,8	23,2	22,7	22,2	21,7	21,3	20,8	20,4	19,9
70	27,3	26,7	26,0	25,4	24,8	24,2	23,7	23,1	22,6	22,1	21,6	21,1	20,7	20,2	19,8	19,4
68	26,6	25,9	25,3	24,7	24,1	23,5	23,0	22,5	22,0	21,5	21,0	20,5	20,1	19,7	19,2	18,8
66	25,8	25,1	24,5	24,0	23,4	22,8	22,3	21,8	21,3	20,8	20,4	19,9	19,5	19,1	18,7	18,3
64	25,0	24,4	23,8	23,2	22,7	22,1	21,6	21,1	20,7	20,2	19,8	19,3	18,9	18,5	18,1	17,7
62	24,2	23,6	23,1	22,5	22,0	21,5	21,0	20,5	20,0	19,6	19,1	18,7	18,3	17,9	17,5	17,2
60	23,4	22,9	22,3	21,8	21,3	20,8	20,3	19,8	19,4	18,9	18,5	18,1	17,7	17,3	17,0	16,6
cm	160	162	164	166	168	170	172	174	176	178	180	182	184	186	188	190

Körpergröße [cm]

Wissensquiz Diabetes

Überprüfen Sie doch einmal Ihr Wissen zum Thema Diabetes. Manchmal ist nur eine Antwort richtig, manchmal sind mehrere Antworten möglich. Die Auflösung finden Sie am Ende der Fragen.

1. **Welche Faktoren sind an der Entstehung des Diabetes Typ 2 beteiligt?**
   (Mehrfachnennungen sind möglich)
   A) Infektionen, wie z.B. Masern
   B) Angeborene (genetische) Insulinunempfindlichkeit
   C) Bewegungsmangel
   D) Übergewicht
   E) Umweltgifte

2. **An welchen Stellen des Körpers können durch den Diabetes Folgeerkrankungen entstehen?**
   (Mehrfachnennungen sind möglich)
   A) An den Gefäßen und am Herzen
      (z.B. Herzinfarkt, Schlaganfall)
   B) An den Augen (z.B. Sehschärfeverlust, Erblinden)
   C) An den Nieren (z.B. Nierenversagen, Dialyse)
   D) An den Nerven (z.B. Schmerzen, Gefühllosigkeit)
   E) An den Füßen (z.B. Geschwüre, Amputationen)

3. **Wie lautet die allgemeine Ernährungsempfehlung für Personen mit Diabetes Typ 2?**
   A) Verzehr einer ausgewogenen, abwechslungsreichen und schmackhaften Mischkost
   B) Verzicht auf Zucker und Zuckerersatzstoffe
   C) Austausch kohlenhydratreicher Lebensmittel gegen eiweiß- und fettreiche Nahrung
   D) Verzehr von täglich maximal 10 BE bei Frauen und 15 BE bei Männern
   E) Einhalten einer strengen Diabetes-Diät

4. Warum wird beim Diabetes Typ 2 zu Bewegung geraten?

(Mehrfachnennungen sind möglich)

A) Verbesserung der Blutzuckerwerte
B) Unterstützung bei der Gewichtsabnahme bzw. beim Halten des Körpergewichts
C) Vermeiden von Herz-Kreislauf-Erkrankungen
D) Steigerung der Leistungsfähigkeit
E) Steigerung der Lebensfreude

5. Welche Aussage zur medikamentösen Therapie beim Diabetes Typ 2 ist richtig?

A) Medikamente sind zur Behandlung des Diabetes Typ 2 unverzichtbar.
B) Patienten mit Diabetes Typ 2 bekommen grundsätzlich kein Insulin.
C) Bei allen Medikamenten zur Behandlung des Diabetes kann es zu gefährlichen Unterzuckerungen kommen.
D) Manche blutzuckersenkenden Tabletten sind bei Übergewicht nicht geeignet, weil es durch sie zu einer zusätzlichen Gewichtszunahme kommen kann.
E) Durch die Einnahme von Medikamenten kann auf eine Umstellung ungünstiger Verhaltensweisen wie Bewegungsmangel, Fehl- und Überernährung verzichtet werden.

6. Was sollen die Ärzte regelmäßig bei Ihnen wegen des Diabetes untersuchen?

(Mehrfachnennungen sind möglich)

A) Form und Größe der Bauchspeicheldrüse
B) HbA_1/HbA_{1c}-Wert („Blutzuckergedächtnis")
C) Augen
D) Eiweißausscheidung im Urin (Albumin)
E) Blutfette (Cholesterin, Triglyzeride)

7. **Starkes Übergewicht erhöht das Risiko für einige Erkrankungen. Welche gehört nicht dazu?**
   A) Brustkrebs
   B) Herz-Kreislauf-Erkrankungen
   C) Asthma und chronische Bronchitis
   D) Depression
   E) Gelenkbeschwerden

8. **Welcher Zielwert wird für die Gewichtsabnahme bzw. für Diäten empfohlen?**
   A) 100 Gramm pro Woche
   B) 500 Gramm pro Woche
   C) 2 Kilo pro Woche
   D) 4 Kilo pro Woche
   E) 6 Kilo in zwei Wochen

9. **Wenn Sie eine Portion Curry-Wurst mit Pommes frites durch einen Spaziergang in der Mittagspause wieder ausgleichen wollten, wie lange müssten Sie gehen?**
   A) 15 Minuten
   B) 30 Minuten
   C) 45 Minuten
   D) 1 Stunde
   E) 3 Stunden

10. **Wie viel Zucker ist in 1 Liter Cola enthalten?**
    A) Cola enthält keinen Zucker
    B) ca. 10 Gramm
    C) ca. 50 Gramm
    D) ca. 100 Gramm
    E) ca. 500 Gramm

Auflösung
1) B, C und D sind richtig
2) alle Antworten sind richtig
3) A ist richtig
4) alle Antworten sind richtig
5) D ist richtig
6) B, C, D und E sind richtig
7) C ist richtig
8) B ist richtig
9) E ist richtig
10) D ist richtig

9.
Literatur

Bundesministerium für Arbeit und Soziales
(www.bmas.de)
Wilhelmstraße 49, 10117 Berlin
oder
Rochusstraße 1, 53123 Bonn, Telefon (02 28) 99 52 70:

- **Soziale Sicherung im Überblick**
  Die Broschüre ermöglicht einen zusammenfassenden Überblick über das System der sozialen Sicherung in Deutschland. Behandelt werden u.a. die Renten-, Kranken-, Pflege- und Unfallversicherung, die Bereiche Arbeitsförderung, Arbeitsrecht und Erziehungsgeld, die Rehabilitation behinderter Menschen, Wohngeld und Sozialhilfe

- **Ratgeber für Menschen mit Behinderung**
  Die Broschüre gibt Auskunft über alle Leistungen und Hilfestellungen, auf die Behinderte Anspruch haben, von Vorsorge, Früherkennung und medizinischer Rehabilitation über die Schul-, Berufsausbildung und Berufsförderung bis zu steuerlichen Erleichterungen.

Landschaftsverband Rheinland
(www.lvr.de)
50663 Köln, Telefon (02 21) 8 09-0:

- **Behinderung und Ausweis**
  Arbeitsheft zur Antragstellung, dem Verwaltungsverfahren, zu den Voraussetzungen des Schwerbehindertenausweises sowie zu den möglichen Voraussetzungen der Eintragungen durch die Aufgabenträger. Mit den Anschriften der zuständigen Stellen und den „Versorgungsmedizinischen Grundsätzen".

- **Leistungen zur Teilhabe am Arbeits- und Berufsleben und Nachteilsausgleiche für schwerbehinderte Menschen**
  Arbeitsheft zu den diversen Nachteilsausgleichen im Arbeitsleben, der sozialen Sicherung, bei Steuern, Versicherungen, Mobilität, Kommunikation, Gebühren etc.

Ministerium für Arbeit, Integration und Soziales des Landes Nordrhein-Westfalen

(www.mais.nrw)
Fürstenwall 25, 40219 Düsseldorf, Telefon (02 11) 8 55-5:

- **Ratgeber für schwerbehinderte Menschen**
  Überblick über die wichtigsten Nachteilsausgleiche für schwerbehinderte Menschen mit Hinweis auf die jeweils zuständigen Behörden

Zahlreiche Informationen zu sozialrechtlichen Regelungen sind auch auf den Homepages der zuständigen Leistungsträger zu finden oder unter:

- **www.betanet.de**
  (gemeinnützige Suchmaschine für Sozialfragen im Gesundheits-
  wesen)
- **www.rehadat.de**
  (Informationssystem zur beruflichen Rehabilitation, Sammlung
  zu den Themen Behinderung, Integration und Beruf)
- **www.integrationsaemter.de**
  (Bundesarbeitsgemeinschaft der Integrationsämter und Hauptfür-
  sorgestellen)

10.
Wenn Sie mehr
über Diabetes wissen wollen

Kontaktadressen

Deutscher Diabetiker-Bund e.V.
www.diabetikerbund.de

Landesverband
Nordrhein-Westfalen e.V.
Johanniterstraße 45
47053 Duisburg
Telefon (02 03) 6 08 44-0
ddblvnrw@t-online.de

Landesverband
Rheinland-Pfalz e.V.
Theodor-Fliedner-Straße 25
55218 Ingelheim
Telefon (0 61 32) 8 59 77
mlamichel@aol.com

Deutsche Diabetes Gesellschaft
Reinhardtstraße 31
10117 Berlin
Telefon (0 30) 3 11 69 37-0
www.deutsche-diabetes-gesellschaft.de

Zeitschriften

Diabetes-Journal
Verlag Kirchheim & Co. GmbH
Kaiserstraße 41
55116 Mainz
www.diabetes-journal.de

Diabetiker-Ratgeber
Wort & Bild-Verlag (kostenlos in Apotheken)

Insuliner
Insuliner-Verlag
Narzissenweg 17
57548 Kirchen

Interessante Seiten im Internet

www.diabetes.de
(aktuelle Informationen zum Umgang mit dem Diabetes im Alltag)

www.gesundheitpro.de
(viele Rezepte, Informationen, interaktive Übungen)

www.rad-net.de
(Tourenvorschläge mit dem Rad)

www.medias2.de
(Homepage des Schulungsprogramms MEDIAS 2)

www.diabetes-deutschland.de
(Informationssystem zum Diabetes: Informationen zur Ernährung, Rezepte, interaktives Wissensspiel zum Thema Diabetes für Jung und Alt etc.)

www.accu-chek.de
(Internetseite von Roche mit vielen Informationen und interaktiven Trainingseinheiten zum Thema Diabetes)

www.diabsite.de
(Das unabhängige Diabetes-Portal)

www.diabetes-forum.de (Homepage des Diabetesforums; deutschsprachig)

www.diabetes-world.net
(Diabetes-Informationsdienst für Betroffene und Fachleute)

www.diabeticus.de
(Diabetes-Info-Server; deutschsprachig)

www.deutsche-diabetes-union.de
(Homepage der Deutschen Diabetes-Union e.V.)

www.diabetes-info.com
(Diabetes-Informationsdienst)

www.diabetes-news.de
(Internet-Plattform mit aktuellen Nachrichten aus der Forschung, Adressregister von Haus- und Fachärzten, Selbsthilfegruppen)

www.schwerpunktpraxis.de
(Suchfunktion mit Auflistung der Diabetologen in Ihrer Nähe)

www.kirchheim-verlag.de
(Homepage des Kirchheim-Verlags; große Auswahl an Büchern und Zeitschriften über Diabetes)

www.diabetes-psychologie.de
(Homepage des Arbeitskreises Diabetes und Psychologie, Psychotherapieführer für Menschen mit Diabetes)

www.acsdev.info
(Homepage der Adipositaschirurgie Selbsthilfe Deutschland e.V.)

www.grvs.de
(Homepage der Gesellschaft für Rehabilitation bei Verdauungs- und Stoffwechselerkrankungen) Kostenloser download von Publikationen zum Thema Diabetes und Ernährung

Adressen und Auskünfte für Sportinteressierte

Arbeitsgemeinschaft Diabetes und Sport der Deutschen Diabetes-Gesellschaft
www.diabetes-sport.de

Internationale Vereinigung Diabetischer Sportler
www.idaa.de

Deutscher Behinderten-Sportverband
Friedrich-Alfred-Straße 10
47055 Duisburg

11.
Lexikon

Aceton – Abbauprodukt, das bei schlechter Stoffwechsellage
  entsteht; in Urin und Atemluft nachweisbar
Albuminurie – Eiweißausscheidung im Urin
Apoplex – Schlaganfall
Arteriosklerose – so genannte Gefäßverkalkung;
  der Durchmesser der Gefäße wird durch Ablagerung
  von z.B. Fetten an den Gefäßwänden kleiner
Aspartam – Süßstoff
AVK – arterielle Verschlusskrankheit der Gefäße,
  Durchblutungsstörung

Blutglucose – Blutzucker
BMI – Body Mass Index; Körpergewicht im Verhältnis
  zur Körpergröße
BE – Berechnungseinheit für Kohlenhydrate
  (vergleichbar mit KE = Kohlenhydrateinheit)
BZ – Blutzucker
BZTP – Blutzuckertagesprofil

Candidose – spezielle Pilzinfektion
Cloosed-Loop – Über die Kopplung eines CGM-Systems und
  einer Insulinpumpe wird die Abgabe von Insulin weitgehend
  automatisiert
Cholesterin – eines der Hauptblutfette,
  Normwert unter 240 mg/dl
CGM – System zur kontinuerlichen Glukoseüberwachung
  mittels Sensor im Unterhautfettgewebe, das einen Alarm
  beim Erreichen bestimmter Grenzwerte abgeben kann

Dekubitus – Druckgeschwür, entsteht durch Abdrücken der
  kleinsten Blutgefäße im Gewebe
Dialyse – Nierenersatztherapie (Blutwäsche).
  Behandlung des Nierenversagens

EKG – Aufzeichnung der elektrischen Ströme im Herzen
Emulgatoren – Zusatzstoffe, die Fett- und Wasseranteile
  miteinander mischbar machen

erektile Dysfunktion – mehrmalig unzureichende Erektion des Penis über einen gewissen Zeitraum

FGM – Das „Flash Glucose Monitoring" misst mittels Sensor im Unterhautfettgewebe die Glukosewerte. Der aktuelle Glukosewert, Acht-Stunden-Verläufe und Trends können mittels Scan ausgelesen werden (ohne Alarmfunktion)

Glaukom – grüner Star; erhöhter Augeninnendruck, Risikofaktor für eine Erkrankung des Sehnervs
Glukose – Traubenzucker
Glukagon – Hormon der Bauchspeicheldrüse; fördert Glykogenabbau in der Leber, Gegenspieler des Insulins
Glykogen – Blutzucker, der nicht sofort zur Energiegewinnung benötigt wird; wird als Glykogen in Leber- und Muskelzellen wie in einem Zwischenlager gespeichert. Glykogen kann bei Bedarf (z.B. in der Nacht, bei Sport) schnell freigesetzt werden. Sind die Speicher in Leber- und Muskelzellen gefüllt, baut der Körper Glykogen zu Fett um.

HbA$_{1c}$ – Laborwert; „Blutzuckergedächtnis" der letzten zwei bis drei Monate (Normwert unter 6,5%)
HDL – „guter Cholesterinanteil";
Normwerte bei Frauen 65 mg/dl, bei Männern 55 mg/dl
Hyperglykämie – Erhöhung des Blutzuckers
Hyperlipidämie – Erhöhung der Blutfette
Hypertonus – Bluthochdruck
Hypoglykämie – Unterzuckerung

Insulin – Hormon mit Schlüsselfunktion; senkt den Blutzucker
Insulinresistenz – Insulinunempfindlichkeit der Zellen

Ketoacidose – entgleiste Stoffwechselsituation „nach oben"; Übersäuerung
KHK – koronare Herzkrankheit; Einengung oder Verschluss der Herzkranzgefäße, geringere Blutversorgung des Herzens. Gefahr eines Herzinfarkts

Kreatinin – Substanz, die über die Niere ausgeschieden werden muss; bei eingeschränkter Nierenleistung erhöht

LDL – „schlechtes Cholesterin"; beschleunigt Arteriosklerosebildung, Normwert unter 150 mg/dl

Makroangiopathie – Schädigung der großen Gefäße
Metabolisches Syndrom – Kombination aus erhöhten Blutfettwerten, Bluthochdruck, Arteriosklerose und Diabetes Typ 2
Mikroangiopathie – Schäden kleinster Gefäße
Mykose – Pilzinfektion

Nephropathie – Nierenschädigung
Neuropathie – Nervenschädigung
Nierenschwelle – Der Wert, bei dem Zucker im Urin erscheint. Normalerweise ist der Urin zuckerfrei. Wenn die Niere es bei hohen Blutzuckerwerten nicht mehr schafft, den Zucker herauszufiltern, ist Zucker im Urin nachweisbar. Die Nierenschwelle liegt ungefähr bei 180 mg/dl

Obstipation – verzögerte Darmentleerung (Verstopfung)

Pankreas – Bauchspeicheldrüse
Parästhesien – Empfindungsstörungen vor allem an Beinen und Armen
Podologe – medizinischer Fußpfleger, der sich um die Fußgesundheit und die Wundversorgung kümmert

Retinopathie – Erkrankung der Netzhaut des Auges
RR – Abkürzung für Blutdruck

Stärke – Traubenzuckerketten, die im Körper zu Traubenzucker abgebaut werden

Triglyceride – eines der Hauptblutfette; Normwert < 150-200 mg/dl

Ulcus – Geschwür, z.B. am Fuß

12.
Index

13.
Abbildungsverzeichnis

14.
Tabellenverzeichnis

15.
Autorenverzeichnis

Dr. Gundula Ernst
Dipl.-Psychologin
Wissenschaftliche Mitarbeiterin
Medizinische Hochschule
Hannover

Dr. med. Ruth Günther
Klinik Niederrhein
Bad Neuenahr-Ahrweiler

Dr. med. Peter Hübner
Internist, Diabetologe
Facharzt für Rehabilitative
und Physikalische Medizin
Bonn

Annette Jacobi
Internistin, Diabetologin
Klinik Niederrhein
Bad Neuenahr-Ahrweiler

Elvira Kersting
Psychodiabetologin
Klinik Niederrhein
Bad Neuenahr-Ahrweiler

Rainer Krause
EDV-Koordinator
Klinik Niederrhein
Bad Neuenahr-Ahrweiler

Dr. med. Rainer Langsch
Internist, Diabetologe
Ltd. Abteilungarzt der
Klinik Niederrhein
Bad Neuenahr-Ahrweiler

Ute Müldner
Diätassistentin
Diabetes-Assistentin DDG
Klinik Niederrhein
Bad Neuenahr-Ahrweiler

Helga Neuber
Krankenschwester
Diabetes-Assistentin DDG
Klinik Niederrhein
Bad Neuenahr-Ahrweiler

Thomas Reinartz
Diabetesberater DDG
Klinik Niederrhein
Bad Neuenahr-Ahrweiler

Thomas Tuschhoff
Psychodiabetologe
Bad Mergentheim

Christina Urbaniak
Dipl.-Oecotrophologin
Diabetesberaterin DDG
Klinik Niederrhein
Bad Neuenahr-Ahrweiler

Udo Wicharz
Dipl.-Sozialarbeiter (FH)
Klinik Niederrhein
Bad Neuenahr-Ahrweiler

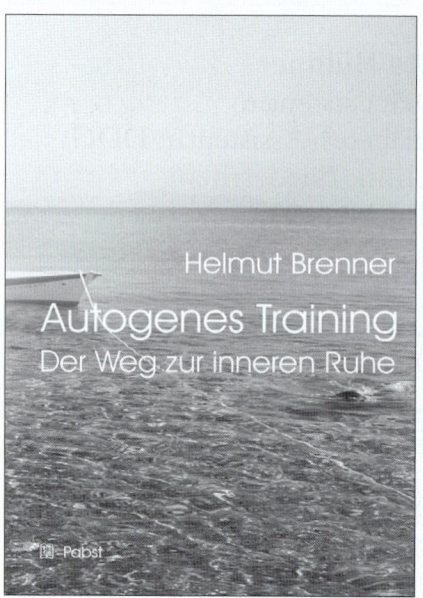

**164 Seiten, ISBN 978-3-936142-62-4,
Preis: 15,- €**

Helmut Brenner

Autogenes Training – Der Weg zur inneren Ruhe

Zu viel Stress, Leistungsdruck und Zeitknappheit! Fühlen Sie sich auch manchmal überbelastet? Leiden Sie wie heutzutage viele Menschen unter zunehmenden muskulären und nervlichen Anspannungen mit möglichen Folgen wie Gereiztheit, Schlafstörungen oder Krankheiten? Dann hilft Autogenes Training, dieses wichtige ganzheitlich orientierte Entspannungsverfahren, das auch die seelisch-körperlichen Wechselwirkungen behandelt.

Autogenes Training bedeutet aktive Gesundheitsvorsorge und ermöglicht einen gelasseneren Umgang mit den ausufernden Alltagsbelastungen.

Mit gezielten Entspannungsübungen, die in diesem Handbuch genau erklärt werden, lösen Sie körperliche und geistige Verspannungen und beeinflussen Ihre Gesundheit positiv.

PABST SCIENCE PUBLISHERS
Eichengrund 28
D-49525 Lengerich
Tel. + + 49 (0) 5484-308
Fax + + 49 (0) 5484-550
pabst.publishers@t-online.de
www.psychologie-aktuell.com
www.pabst-publishers.de

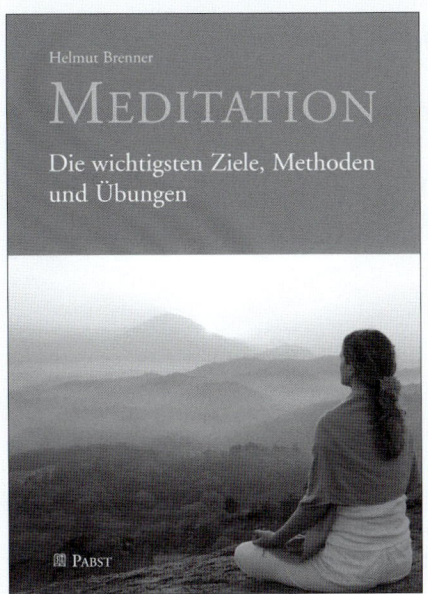

216 Seiten, ISBN 978-3-89967-648-8, Preis: 20,- €

Helmut Brenner

Meditation

Die wichtigsten Ziele, Methoden und Übungen

Suchen Sie Entspannung und Meditation, da Sie unter Stress und innerer Unruhe leiden? Suchen Sie nach einer für Sie geeigneten Meditationsart, wissen aber nicht, welche Methode zu Ihnen passt?

Dieser Band gibt Ihnen einen Überblick über die östlichen und westlichen Meditationsrichtungen und ihre sozialen sowie psychologischen Hintergründe.

Zu jeder Methode finden Sie die spezifischen Ziele, Inhalte und Techniken, die Sie anhand konkreter Übungsvorschläge leicht nachvollziehen können.

So finden Sie Wege zur Mandala- und Mantra-Meditation, zur Sitz- und Bewegungsmeditation, zur Körper- und Chakrenmeditation, zur kontemplativen und autogenen Meditation.

PABST SCIENCE PUBLISHERS
Eichengrund 28
D-49525 Lengerich
Tel. + + 49 (0) 5484-308
Fax + + 49 (0) 5484-550
pabst.publishers@t-online.de
www.psychologie-aktuell.com
www.pabst-publishers.de

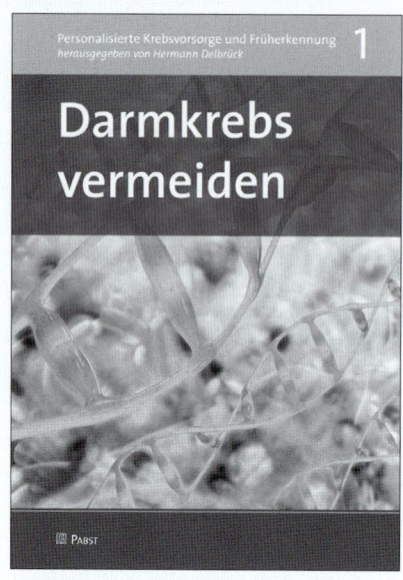

Hermann Delbrück (Hrsg.)

Darmkrebs vermeiden

Personalisierte Krebsvorsorge und Früherkennung, Band 1

268 Seiten, ISBN 978-3-95853-093-5, Preis: 20,- €

eBook: ISBN 978-3-95853-094-2, Preis: 10,- € (www.ciando.com)

- Kann Darmkrebs verhindert werden? Nicht immer. Doch jeder kann seine Risiken wesentlich reduzieren. Konkret nennt Professor Dr. Hermann Delbrück die Möglichkeiten.

- Welche Vorsorge ist sinnvoll? Der Autor empfiehlt zahlreiche Vorschläge – und rät von anderen ab. Pauschale, übertriebene Vorbeugungsmaßnahmen senken die Lebensqualität, schützen jedoch nicht. Vorsorge und Früherkennung müssen stärker individualisiert und an die spezifischen Risiken angepasst werden.

- Welche Verfahren eignen sich zur Früherkennung? Die Darmspiegelung steht an erster Stelle. Weitere Maßnahmen können teils zielführend und teils entbehrlich sein. Der Autor setzt sich differenziert und kritisch mit gängigen Auffassungen auseinander.

- Was ist zu tun bei Krebsverdacht? Der Autor beschreibt erfolgversprechende und warnt vor überflüssigen Untersuchungen.

Professor Dr. Hermann Delbrück beantwortet die Fragen allgemeinverständlich und liefert detaillierte Hintergrundinformationen. Seine Wertungen beruhen auf eigenen Erfahrungen mit etwa 1500 Darmkrebs-Patienten und auf internationalen wissenschaftlichen Studien.

PABST SCIENCE PUBLISHERS
Eichengrund 28
D-49525 Lengerich
Tel. + + 49 (0) 5484-308
Fax + + 49 (0) 5484-550
pabst.publishers@t-online.de
www.psychologie-aktuell.com
www.pabst-publishers.de

Persönliche Notizen

Persönliche Notizen